Secrets of

REIKI

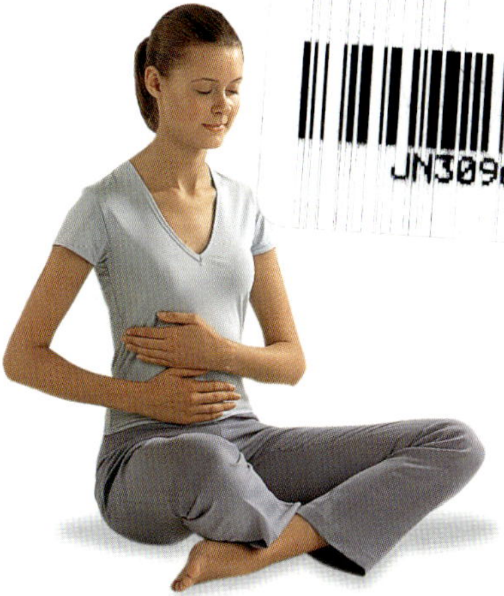

アン・チャーリッシュ／
アンジェラ・ロバートショー 共著
日和士 枝美 訳

This book was conceived, designed and produced by
THE IVY PRESS LIMITED,
The Old Candlemakers, Lewes, East Sussex BN7 2NZ

Art director *Peter Bridgewater*
Editorial director *Sophie Collins*
Designers *Siân Keogh, Sandra Marques*
Editor *Kim Davies*
Picture researcher *Mary Devine*
Photography *David Jordan*
Photography organization *Kim Davies, Siân Keogh*
Illustrations *Axis Design Editions Limited, Kuo Kang Chen, Michael Courtney, Lesley-Anne Hutchings, Andrew Kulman, Stephen Raw, Sarah Young*

First published in Great Britain in 2001 by
DORLING KINDERSLEY LIMITED,
80 The Strand, London, WC2R 0RL

A Penguin Company

PICTURE ACKNOWLEDGEMENTS

Every effort has been made to trace copyright holders and obtain permission. The publishers apologize for any omissions and would be pleased to make any necessary changes at subsequent printings.

A-Z Botanical Collection Anthony Cooper 27; **Houses & Interiors** Bruce Hemming 54b/Roger Brooks; **Phyllis Lei Furumoto** 29; **Powerstock Zefa** 23, 25, 39t, 39b/Randy Lincks 42/43t, 81, 82, 83b, 86tl, 146, 147b, 150/Kathleen Brown 151br/154, 155tl, 155bl, 155br, 169, 170, 171bl, 179tl, 193, 201, 203bl, 203tr, 203br, 204;

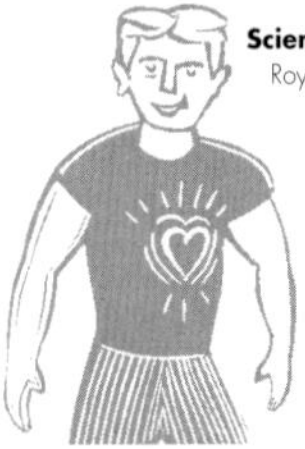

Science Photo Library/Simon Fraser 14br/Dr Gopal Murti 15br/ Royal Observatory, Edinburgh, 20/Keith Kent 22/Phil Jude 33br/ Tony Craddock 34tl/John Eastcott & Yva Momatiuk 34br/ Jim Selby 41/Simon Fraser 59/Sheila Terry 63bl/ Mauro Fermariello 78bl/Brenda Tharp 86–87/ Alfred Pasieka 145/G.Brad Lewis 149/ Gary Retherford 151tl/David Nunuk 187bl/ Jerry Mason 202/Scott Camazine 206tl/ Crown copyright (Health & Safety Laboratory) 206br/ Jerome Yeats 213/Blair Seitz 215;
The Guide Dogs for the Blind Association 43b;
The New Academy Gallery 95bl, 185

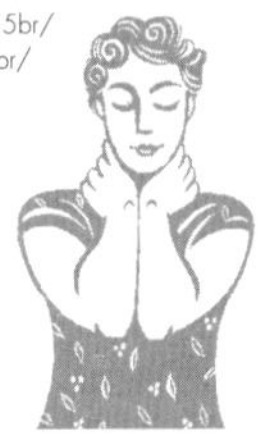

Printed in India

目次

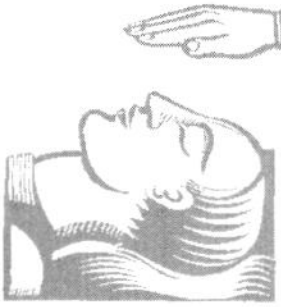
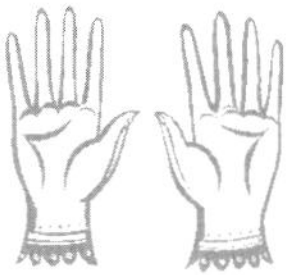
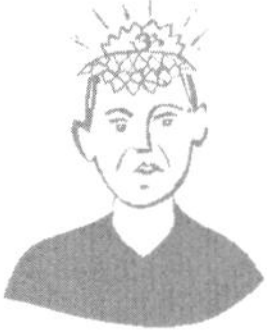

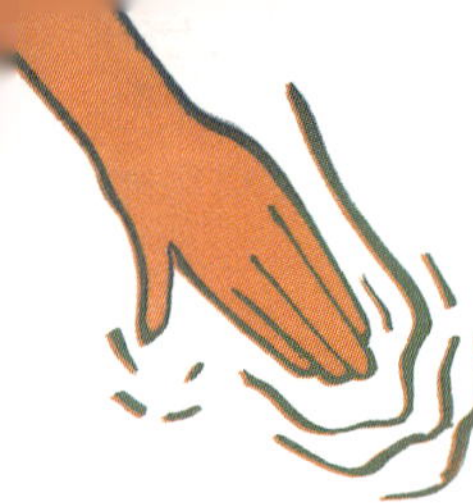

ハンド・ヒーリング
ヒーリング・エネルギーを伝える媒体として「手」を使う方法を解説します。

本書の使い方

本書は、手のひらを使ったレイキ・ヒーリングの完全ガイドです。まったくの初心者から、さらに知識を深めたいと考えている経験者まで幅広く対応しています。

本書の構成は7章からなっています。はじめにレイキの働きや、レイキ・ヒーリングのもっとも効果的な受け方などについて述べ、続く章では、レイキ・ヒーリングのテクニックとその実践方法を段階的に解説しています。日常生活のなかにうまく組み込んでいく方法や、さらに上級レベルのテクニックなども取り上げています。最終章では、レイキをどんなことに役立てられるのか、最大限の活用・応用方法を紹介します。

注意事項

本書に書かれている内容はすべて、レイキ・マスターやセラピスト、または受講生やヒーリングを受けた方々が感じたり経験したりしたものです。

レイキ・ヒーリングは、医学的治療や精神医学的治療の替わりになるものではありません。

もし、読者のみなさんに健康上または精神上の問題がある場合は、本書のご使用前に必ず専門の医師に相談してください。

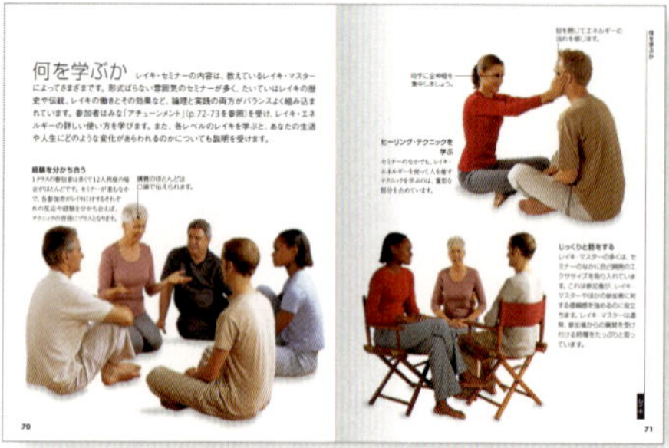

基本概念
はじめの3章では、レイキとは何か、レイキの学び方などについて紹介しています。

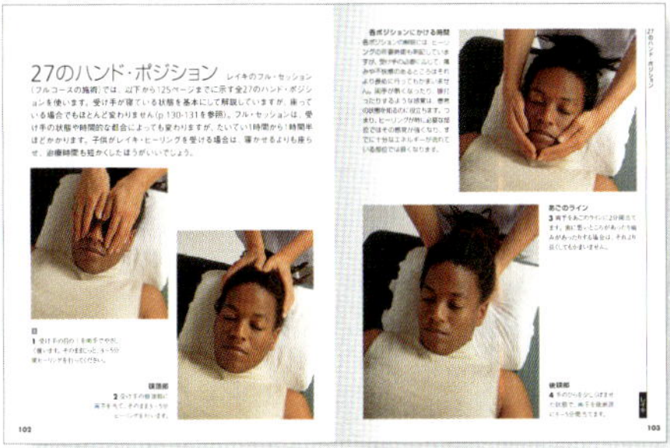

実践ページ

カラーの実践ページでは、
レイキ・ヒーリングの
全ハンド・ポジションを
具体的に紹介しています。

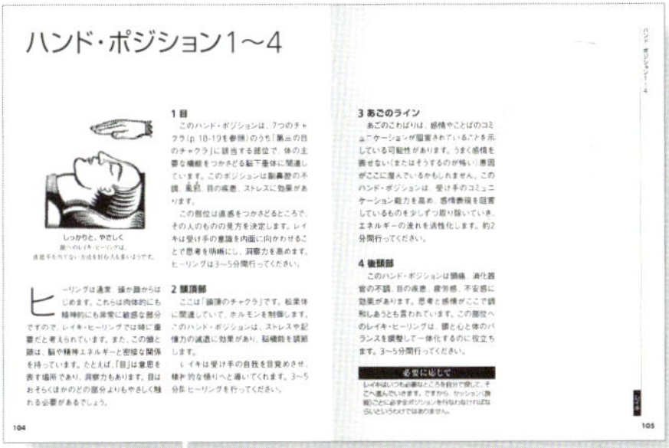

解説ページ

白黒の解説ページは、
実践ページを補うものとして、
各ハンド・ポジションの意味や
効果などについて
解説しています。

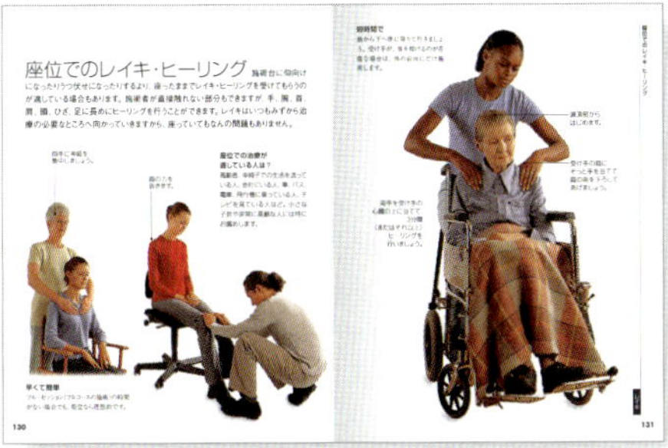

応用ページ

それまでに学んだテクニック
を実生活に応用する
方法について触れています。

はじめに

霊気

レイ・キ
漢字で表すと上のようになり、
「霊」は「宇宙」、「気」は
「生命エネルギー」を意味しています。

レイキは「宇宙の生命エネルギー」を使って心身の状態を良好にするヒーリング療法です。本書で紹介しているのは「臼井レイキ」または「臼井式療法」と呼ばれる伝統的なテクニックで、シンプルで分かりやすく、誰にでも手軽に学べるのが特徴です。ハンド・ヒーリングの手法を用いて、受け手に優しく手をかざし、心と体のバランスを整えていきます。レイキには、「宇宙の生命エネルギーは、あらゆる人やものの中に存在している」という基本概念があり、そのエネルギーにアクセスすることがヒーリングへの第一歩だと考えられています。レイキは、それを自分の人生のなかに取り入れたいと考えている人なら誰でも体験可能だと言われています。

レイキとの出会い

レイキには、まだほとんど何も知らない段階から強く興味を示す人も多いようです。レイキのテクニックは、これまで伝統的に師匠から弟子へと口頭で伝えられてきました。しかし、近年になって一般にも広く知られるようになり、友人や知人、またはメディアを通して耳にする人も増えています。

心から打ち込む

レイキを学ぶには、まず自分や人を癒したいと心から思い、それに専念することが大切です。レイキのテクニックそのものは誰にでも手軽に学べます。しかし、実際にテクニックを使えるようになるには、まずレイキ・マスターから「アチューンメント」と呼ばれるイニシエーションを受け、あなたの体をレイキ・エネルギーに同調させるための、いわば「チューニング」をしてもらう必要があります。

レイキのテクニックは、学びはじめの段階では、主に自分や友人や家族を癒すのに使います。レベルが上がってくると、人生に変化を与えたり、新しい可能性を開拓する手段として使ったりする人も増えてきます。レイキは、ヒーリングを行う側と受ける側との間に信頼関係があってこそ効果を発揮すると言われています。ただし、レイキは「治療」とは異なりますので、その効果のほどを具体的に特定することはできません。細かいひとつひとつの症状に対応するというよりは、心と体の全体的なバランスを回復させるためのものなのです。経験者のなかには、レイキには独自のパワーがあり、医学的な治療が不可能だとされているものにさえ効果を発揮することがあると信じている人がたくさんいます。

レイキに敬意を払う

複雑な現代社会において、レイキの真価をあらためて認識するためには、レイキの力とその伝統に敬意を払うことが大切です。伝統をきちんと学べば、レイキへの理解もさらに深まることでしょう。しかし、心から理解するには、やはり実際に体験してみるのが一番です。本書は、そんな体験に興味をお持ちのみなさんのためのガイドとして誕生しました。

自分を知る

心を開いてレイキを受け入れれば、それまでより明確な人生観が持てるようになります。レイキが、「自分自身」や「自分の居場所」を発見する手助けをしてくれるからです。

レイキによるヒーリング

私たちにはみな自己治癒力があり、人を癒す力も備わっています。宇宙の生命エネルギーは、誰の体のなかにも流れているのです。しかし、このエネルギーの流れは、病気やストレスなどによって阻害されることがあります。レイキのテクニックは大変シンプルですが、強い癒し効果があり、体に両手をかざすことで、滞っているエネルギーの流れをスムーズに改善していきます。レイキは、あなたを自分探しのスピリチュアルな旅へと導いてくれることもあり、とてもやりがいのあるものです。レイキのエネルギーによって、精神的に成長し、さまざまな状況に創造的に対応することができるようになり、人生を常によりよい方向へ軌道修正できるようになる…そんなことも起こり得るのです。

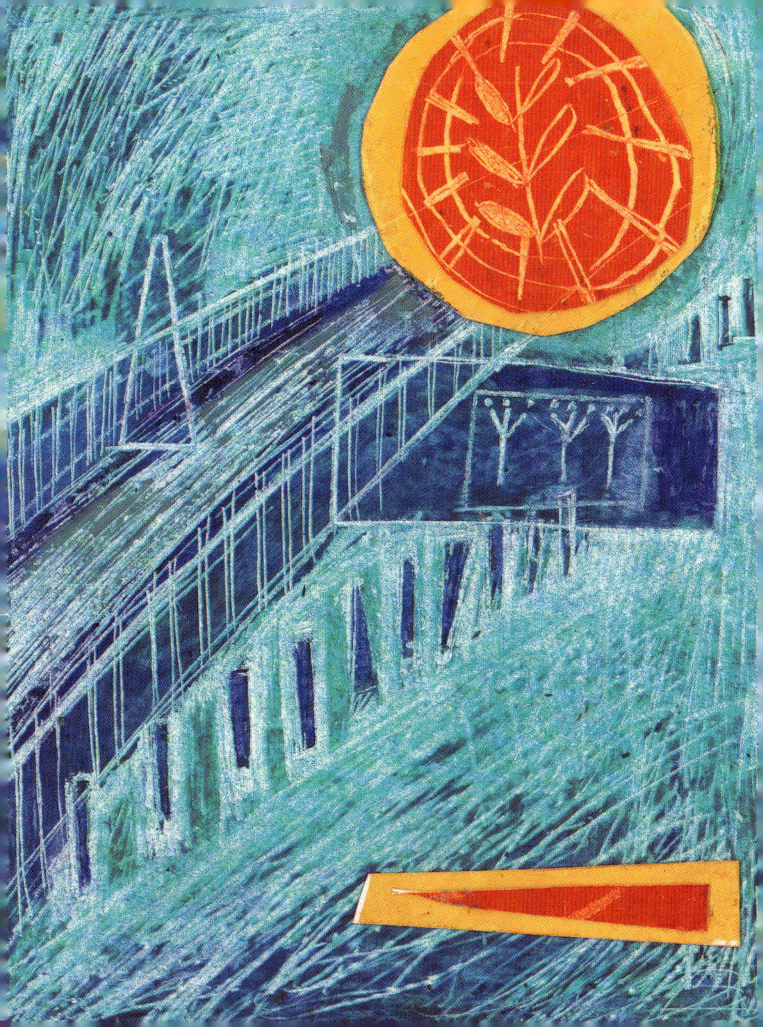

レイキとは？

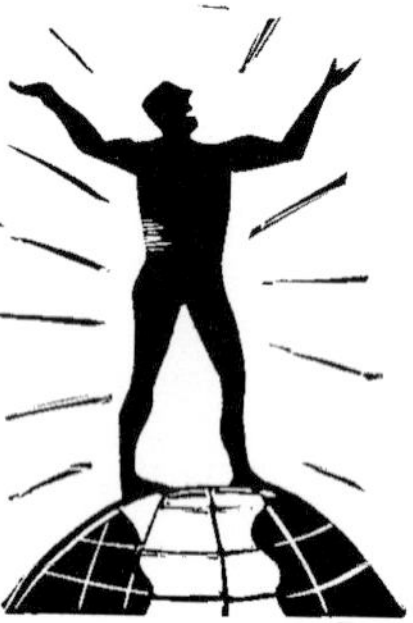

生命エネルギーを引き寄せる
レイキ・セラピストは、私たちのまわりに存在する
生命エネルギーを引き寄せ、自らが媒体となって
受け手にそのエネルギーを伝え、ヒーリングを行います。

レイキは、両手を体に当てて行うハンド・ヒーリングのテクニックを用いたもので、「宇宙の生命エネルギー」という基本概念を軸にしています。レイキ・セラピストがこの生命エネルギーにアクセスすることで、人々の心と体のヒーリングを行うことが可能だと考えています。

宇宙のエネルギー

「宇宙の生命エネルギー」という概念は、何千年も前から数多くの国々で受け入れられていて、鍼《はり》や指圧などさまざまな代替療法や、太極拳、ヨーガなどの肉体・精神修養はみな、こうした概念をもとにしています。生命エネルギーは、中国語では「気《チー》」、ヒンドゥー語では「プラナ」と呼ばれ、古代エジプトでは「カー」と呼ばれていました。

レイキの概念とレイキのテクニックは19世紀に日本で誕生し、そこからハワイ、カリフォルニア、さらにヨーロッパへと広がっていきました。「レイキ（霊気）」は日本語で、「レイ」は「宇宙」、「キ」は「生命エネルギー」を表しています。

自然なエネルギーの流れ

レイキ・セラピストは、私たちのまわりに存在する宇宙の生命エネルギーを引き寄せ、それを両手を介して、ヒーリングを必要としている人々の体へと流します。

レイキ・セラピストは、体の特定の部位に順番に手を当てて、ヒーリングを受けている人の体に自然なエネルギーの流れを取り戻していきます。それまでなんらかの理由で阻害されていた体内のエネルギーの流れが潤滑になると、人は自分の潜在能力を最大限に発揮することができるようになります。しかし、レイキ・ヒーリングの効果の現れ方は人それぞれ違っていて、あっという間に劇的な変化が見られる人もいれば、そうでない人もいます。レイキ・ヒーリングは、施術を受ける人が「望む」ものを与えるというよりは、その人にとって本当に「必要」なものだけを与えるヒーリング・テクニックなのです。

レイキを受ける場合、そのテクニックについてあらかじめ学んでおく必要などはありません。しかし、ヒーリングを受けた後、思い立って学びはじめる人は多いようです。

スピリチュアルな贈り物

レイキは、たんなる代替療法の枠を超え、自己の内面へのスピリチュアルな旅をさせてくれるものだと考えられることもよくあります。実際に、ヒーリングで体内の生命エネルギーの流れが整えられると、心に開放感が生まれるという人がたくさんいます。レイキによって意識が拡大し、今まで気づかなかったことに気づくようになるのと同時に、長い間ずっと鬱積《うっせき》していたストレスや痛みを解放することができるようになるのです。

生命エネルギー

生命エネルギーはもともと誰の体のなかにも流れています。レイキ・ヒーリングは、この生命エネルギーに直接働きかけ、さらに増幅して、効果をあげる療法です。

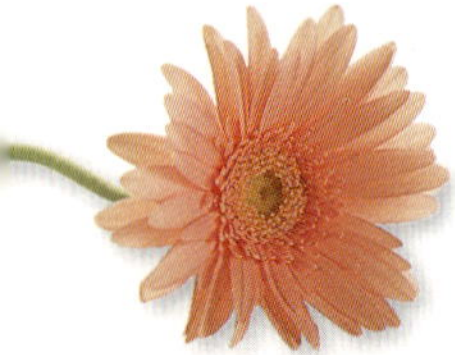

エネルギーと糧《かて》
植物が成長して花を咲かせるには、
最低限の条件が揃っていなければなりません。
私たちはみな、生きていくための糧が必要なのです。

ヒーリング・エネルギー

レイキには、私たち誰もが持っている潜在能力を活性化し、自由に解き放つ力があると考えられています。地球上で生きとし生けるものはすべてエネルギーを放出していますが、熱や音波もこうしたエネルギーの1種で、目には見えないものの、私たちのまわりで常に脈動しています。レイキ・セラピストは、これらをすべて宇宙の生命エネルギーだと考え、心と体のバランスを整えるヒーリング・エネルギーとして役立てています。

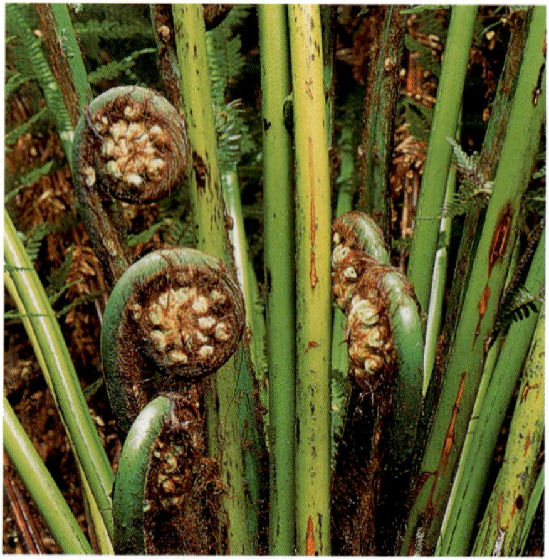

万物に必要なもの
若いシダのような
ごく単純な生命体でも、
成長して生き残っていくためには
エネルギーが必要です。

エネルギーと物質

自然科学の世界では、物質はエネルギーの力で結びつき合っていると考えられています。つまり、宇宙全体が、小さな原子から巨大な恒星にいたるまで、さまざまな物質とエネルギーとの微妙なバランスで成り立っているのです。

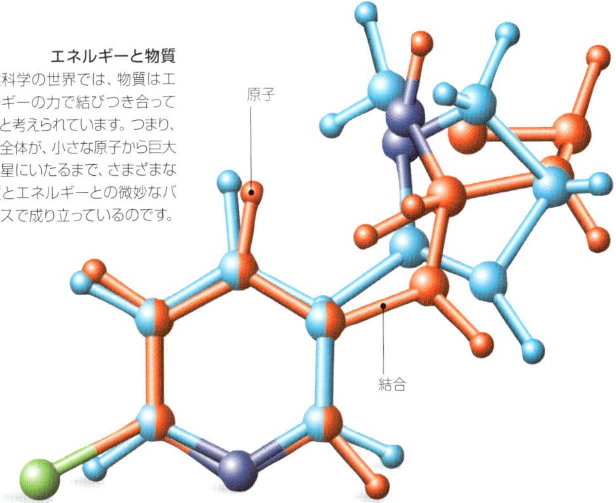

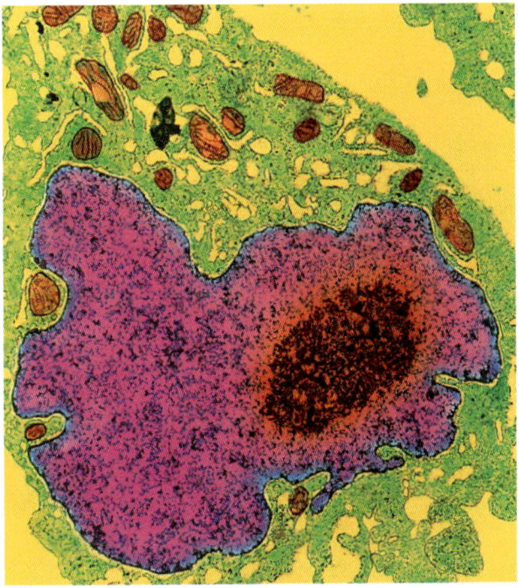

無限のレイキ

レイキは体内の細胞にまで届きます。もちろん、私たち人間以外にも、あらゆる生命体の細胞に同じように働きかけます。

レイキ独自の特徴

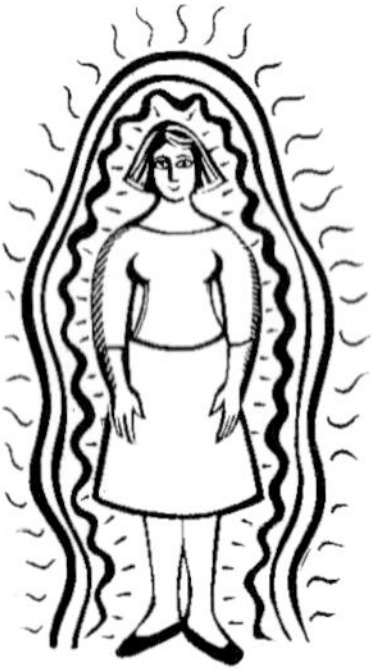

オーラが示すもの
私たちの体を取り巻くオーラは、
心身の状態によって常に変化しています。

レイキは、ほかのヒーリング療法とは異なり、特定のゴールに向かって行うものではありません。ヒーリングが一番必要とされているところに、レイキが自然と向かっていくのです。レイキ・セラピストは、レイキの受け手に宇宙の生命エネルギーを伝える「媒体」でしかありません。レイキには、このセラピストと受け手の両方を同時に癒す効果があります。宇宙の生命エネルギーは、まずセラピストの体内を通り、その後、受け手の体内へと流れ込んでいきます。

レイキは誰にでも扱うことができますが、まずはじめに「アチューンメント（レイキと同調するためのチューニング）」と呼ばれるイニシエーション（儀式）を受け、レイキのヒーリング・エネルギーを自由に体に取り込めるようにしておく必要があります。このアチューンメントは、レイキ独自の神聖なシンボルとさまざまなテクニックを基本にしています。

アチューンメントはレイキ・マスターと呼ばれる先生から受けますが、これを受けると、それまでより多くの生命エネルギーが体内を流れるようになります。アチューンメントによって体のなかの「チャネル（レイキを受け入れたり、送り出したりするための回路のようなもの）」が開かれ、それまでより生命エネルギーが大量かつスムーズに流れるようになるのです。この宇宙の生命エネルギーは私たちのまわりに常に存在していて、限りなく取り込むことができます。

両手を当てるだけのヒーリング

レイキは、受け手の体に両手を当てるだけの簡単な癒しのテクニックです。オステオパシー（整骨療法）、カイロプラクティック、運動療法、ロルフ式マッサージ、通常のマッサージ、指圧、リフレクソロジー（反射法）などのように、身体そのものに手を加えることは一切なく、ケガをしたり痛い思いをしたりするリスクもありません。

また、ホメオパシー（類似療法）やハーブ・セラピー、バッチ・フラワー・セラピー、アロマセラピー、あるいは従来医療とも異なり、薬品や薬草などの材料もまったく使用しません。

このような特徴から、レイキは、ほかの代替療法やヒーリング療法、さらには医学療法と平行して行うことも可能です。

どんな人にも合うレイキ・ヒーリング

レイキは宗教とは関係ありませんので、どんな信仰をお持ちの方でも、受けたり施術したりすることができます。ある種のヒーリング療法に見られる宗教的な教義《ドグマ》も定められていません。レイキで大切なのは、受け手の心と体のバランスを整え、自分自身を信じられるように、さらには万物を信じられるように、元気づけていくことです。

愛のネットワーク

レイキは、宇宙の生命エネルギーで人々をつなぐ「愛のネットワーク」だと言えます。エネルギーを送る側も受ける側も、常に感謝の気持ちを忘れません。

レイキの働き

レイキ・セラピストはヒーリングの間に、体の各部や臓器のほか、7つの「チャクラ」（p.90-141「レイキ・ヒーリングを行う」の章を参照）にそれぞれ対応する「ハンド・ポジション」に両手を当てていきます。チャクラとは、体のなかでエネルギーが特に集中している「エネルギー・センター」のような場所で、体の特定の部位と呼応しています。レイキ・エネルギーは、このチャクラと肉体の周囲を取り巻くエネルギー場とのバランスをやさしく取りながら、心と体の不調を改善していきます。

7つのチャクラ

7つのチャクラは、それぞれ特定の内分泌腺や体の部位に呼応しています。また、サバイバル本能から他人に認識されたいという欲求にいたるまで、情緒的・精神的側面にも同様に呼応しています。

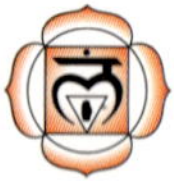

1「基底のチャクラ」は、脊椎《せきつい》の基底部にあり、副腎《じん》、膀胱、外性器、脊椎、および生命力に関連しています。

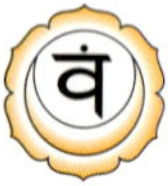

2「仙骨のチャクラ」は、性腺、生殖器、脚、および活力に関連しています。

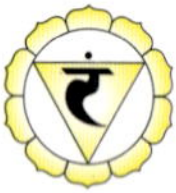

3「太陽神経叢《そう》のチャクラ」は、膵臓《すいぞう》、肝臓、胃、および力、恐怖、支配に関連しています。

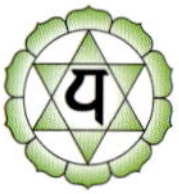

4「心臓のチャクラ」は、胸腺《きょうせん》、心臓、肺、および愛に関連しています。

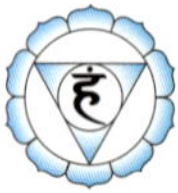

5「喉《のど》のチャクラ」は、甲状腺《せん》、声帯、腕、手、および自己表現に関連しています。

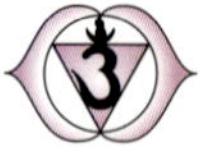

6「第三の眼のチャクラ」は、脳下垂体、額、知性、および「第三の眼」を通して見るビジョンに関連しています。

7「頭頂のチャクラ」は、松果体、頭蓋、および（自己発見などの）精神的な自覚に関連しています。

必要なところへ向かうレイキ

レイキ・セラピストは、全身のハンド・ポジションやチャクラに働きかけながら、受け手の心と体を一緒に癒していきます。レイキ・エネルギーは、癒しがもっとも必要とされている部位に自然と向かっていくもので、セラピストが操作するわけではありません。受け手の心や体の状態によって、必要な部位に必要なだけのエネルギーが自然に引き寄せられていくのです。

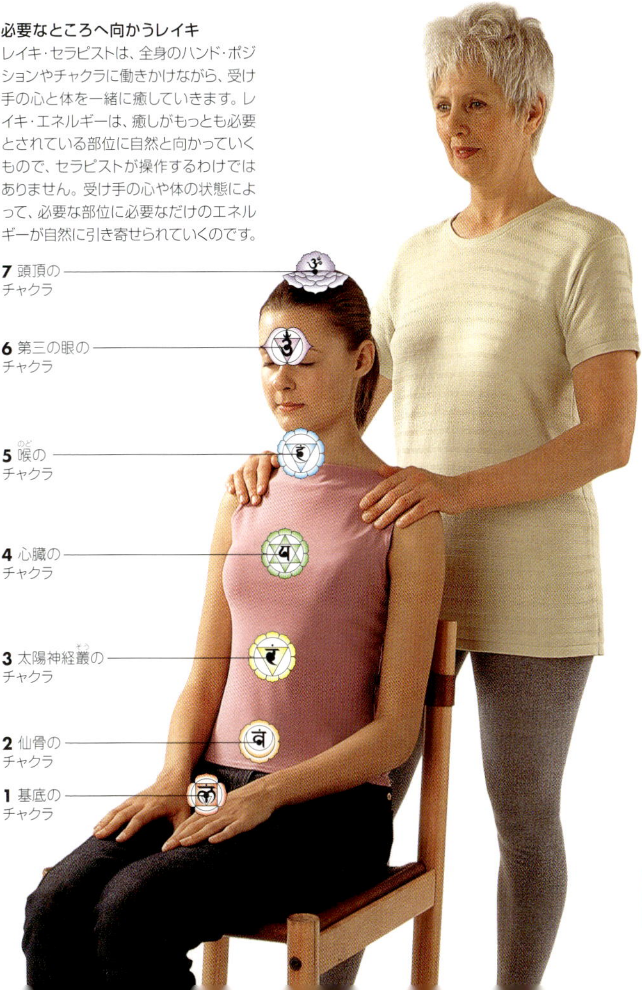

レイキの効果

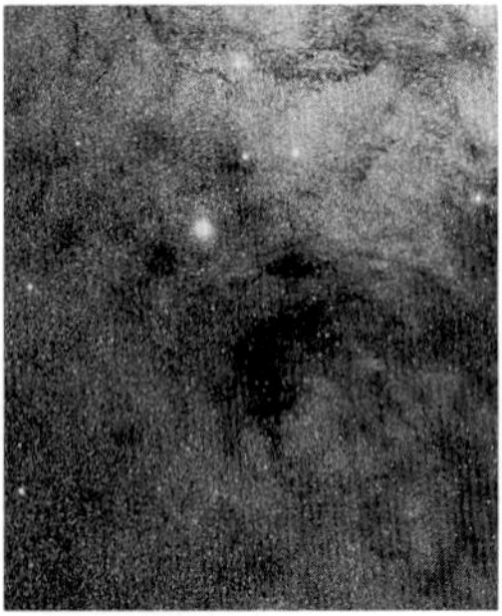

自分の居場所を見つける
定期的にレイキを行えば、
広い宇宙のなかで自分の存在意義を
発見する手助けになってくれるでしょう。

レイキのテクニックは非常にシンプルですが、長い間続いている体の不調をやわらげることができます。特に、湿疹、喘息、アレルギー、頭痛、偏頭痛、腰痛、関節炎など、従来の医学的治療ではほとんど効果の見られない疾患に悩む人々にとって、うってつけの療法だと言われています。

こうした症状はどれも一般的なものばかりですが、それをかかえている人にとっては非常に苦痛で、気が滅入る原因になっています。レイキでは、このような症状は体の内側の不調が外に現れているものだととらえています。つまり、体内のエネルギー・バランスが崩れていたり、エネルギーの流れがどこかで滞っていたりするのが原因で、レイキの力でそれを回復させれば症状もやわらいでいくと考えているのです。

レイキは、ケガをしたときの応急手当に役立つ場合もあり、たとえば、打ち身などの痛みを和らげたり、傷の直りを早くしたりします。

しかし、レイキ・セラピストから受けるヒーリングや自己ヒーリングは、肉体的な不調をやわらげるためだけのものではありません。精神を安定させる効果もありますので、現代生活につきもののストレスにも強くなります。

帰属意識

レイキは情緒や意識のレベルにも働きかけ、人生のなかで間違っていることを正していく手助けをしてくれます。私たちは決して、ただ働いて、子供を育てて、家の手入れをするためだけに生きているのではありません。人には、それ以上に様々な存在意義があるのです。長い人生を生きていく上で、私たちは、家族、パートナー、友人、知り合い、同僚などたくさんの人々と人間関係を築いていきます。地域のコミュニティーに参加して、あれこれ行事に加わりたいといる人もいるでしょう。

しかし、自分の役割を十分に演じて人生をエンジョイするためには、何よりもまず、しっかりと心と体が安定した状態であることが大切です。レイキで、そのバランスを取り戻しましょう。それでこそ、人の苦しみや痛みを察して、助けの手を差し伸べる余裕ができるのです。

私たち人間はみな、愛や安全や安定や帰属の欲求を満たさなければ、うまく生きていくことができません。そんなとき、レイキは、自分を信じる力を与えてくれ、広い宇宙のなかで自分の居場所を見つけ出す手助けをしてくれます。

人生を受け入れる

帰属の欲求が満たされず、自分の居場所を見つけ出せずに苦しんでいる人は大勢います。レイキは、自分の存在意義を認め、居場所を探し出す道しるべとなってくれます。

レイキの力

レイキ・マスターやレイキ・セラピストは、レイキは人生に統一感と秩序をもたらしてくれ、それが自分の意識を変革するきっかけになると言います。つまり、人間的に成長する新しいチャンスを開いてくれるのです。「人生とは綱渡りのようなもの」という例えがありますが、レイキはその綱を渡りきるためのバランス感覚を与えてくれます。そして私たちを元気づけ、心を高揚させる新たなエネルギーを体中に満たしてくれるのです。レイキの体験者のなかには、レイキを「人生の安全ネット」と例える人もいます。病気にかかったときや、ストレスに負けそうなときや、心に迷いが生じたときに私たちをしっかりと支えてくれるからでしょう。

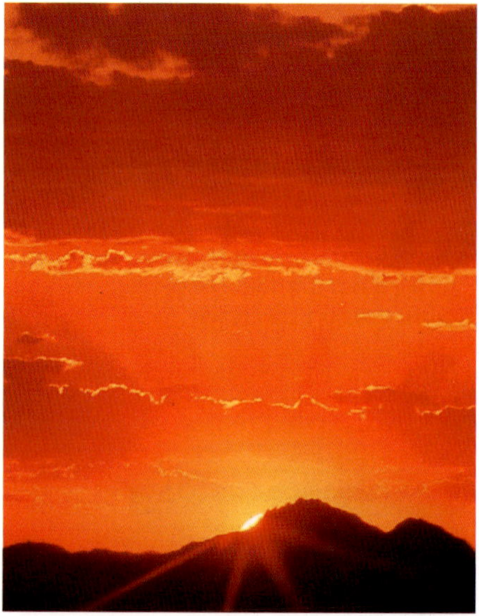

自然と調和する
レイキを通して
大自然のパワーとアクセスすれば、
心を生き返らせることができます。

安全ネット

精神的な安定がなければ、
人生は寒々としたものになってしまいます。
レイキの「安全ネット」を
大きく広げましょう。

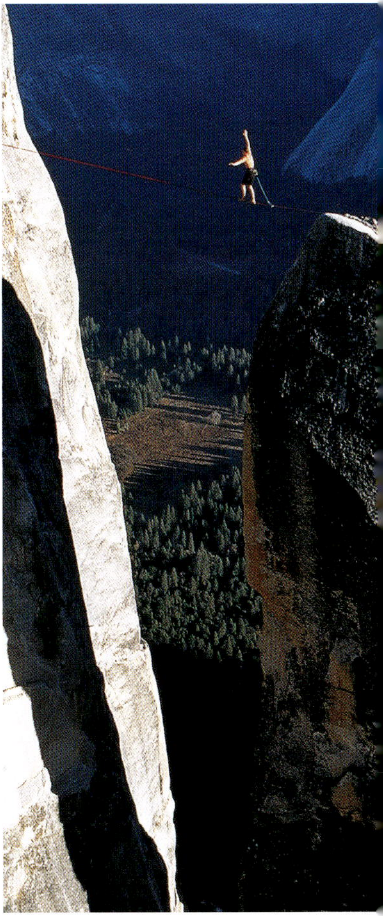

ジョージ（男性・56歳）の場合

農場で働くジョージは、胃ガンを患っていました。しかし、つらい症状をやわらげるためにレイキ・ヒーリングを行って以来、いまでは完全に病気を克服しています。

体に不快な症状を緩和しようとリフレクソロジー（反射法）を受けていたジョージは、1997年になってレイキ・ヒーリングと出会いました。そして、翌1998年の5月、胃の調子が悪かったジョージは、レイキ・セラピストから医者に見てもらったほうがいいのではないかと勧められます。その後、ジョージは何ヶ月にもわたる検査を耐え、翌年になってやっと胃ガンと診断されました。その間、彼はレイキ・ヒーリングを受け続けていたため、つらい時期の不安や緊張感が緩和され、心を落ち着けていることができました。

また、ジョージの妻もレイキ・ヒーリングのクラスを受講し、夫婦でお互いにヒーリングの練習をしあいました。おかげで手術の日も完全にリラックスすることができ、手術後、妻に最初に頼んだひとことは「レイキ・ヒーリングをしてくれないか」でした。それ以来、ジョージは常に前向きに生きています。手術を無事に乗り切り、回復したのも、たくさんの人々が遠隔ヒーリングでレイキを送っていてくれたおかげだと信じています。

レイキとの出会い

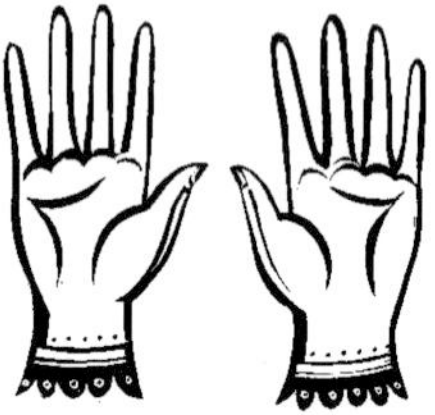

ハンド・ヒーリングの暖かさ
1度レイキの「手当て」を経験すると、
ぜひそのテクニックを
習得したいと思うようになります。

レイキについて知るきっかけは、人さまざまです。はじめてのレイキ・ヒーリング体験も、プロのレイキ・セラピストから施術を受けたという人もいれば、テクニックを学んだことのある友人から受けたという人もいます。あるいは、ふとレイキ・ヒーリングのテクニックを身につけようと思い立ってセミナーを受講し、その日にはじめてヒーリングを体験したという人もいます。

レイキ・ヒーリングを受けるために、特にそのテクニックを学んでおく必要はありません。しかし、ヒーリングを受けている間に、レイキ・マスターからテクニックを学びたいと思うようになる人は多いようです。セミナーでテクニックを学べば、自分だけでなく人も癒すことができるようになります。なかには、そこからさらにレイキ・マスターになろうと考える人もいますが、そこまで習熟するには長い月日がかかります。

レイキは、昨今ますます知名度が高まり、さまざまなメディアに広く取り上げられるようになりました。しかし、レイキのことをはじめて聞いたのは友人や知り合いからという人も多く、自分に合ったレイキ・セラピストやセミナーを見つけるには、その経路をたどるのが理想的なようです。

必要なときに

レイキのことを耳にしてから、実際にヒーリングを受けたりテクニックを学ぶためにセミナーを受講したりするまでの期間は人によって違います。しばらく時間がかかったという人もいるでしょうし、レイキ・ヒーリングを受けたその日に「ああ、これこそ私が望んでいた療法だ」と感じて学びはじめた人もいるでしょう。レイキ・セラピストの間では、「人がレイキと出会うのは、その人が人生のなかでもっともレイキを必要としているときだ」とか、「誰にでも潜在的に備わっているヒーリング力が人生のなかで最大限に達したとき、レイキの方からその人を見つけに行く」という風に言われています。レイキは誰にとっても恩恵となる上、体を痛めるリスクもありませんので、子供や高齢者にも安心です。また、ほかのセラピーとは異なり、病気を患っている人も、体の不自由な人も問題なく受けることができます。

ディー（女性・38歳）の場合

歯科衛生士のディーは以前、ひざに腫れと痛みがあって、リフレクソロジー（反射法）を受けていたのですが、ある日そのセラピストから初めてレイキ・ヒーリングを受けました。すると、ひざの調子があっという間に改善したのです。それでも、結局は、レベル1（ファースト・ディグリー）のセミナーを受けようと思うまでには至らず、そのまま10年以上もの月日が過ぎました。

しかし、今から数年前、ディーの髪が突然抜けはじめたのです。実は、それまでも2度、同じようなことは起こっていたのですが、今回の症状はずっとひどいものでした。そこで病院へ行ってみると、「ストレスが原因で、このままだとすべて完全に抜け落ちてしまうかもしれない」という診断を下されました。

思い切ってレイキのセミナーに参加したその週末は、ディーの人生にとって大きなターニングポイントとなりました。髪が抜け落ちていたところに集中的にレイキ・ヒーリングを受けてみたところ、とても心が落ち着いたのです。そしてそれから1週間もしないうちに新しい髪が生えてきました。現在、ディーのカーリーヘアはふさふさとしています。この状態がずっと続くよう、ディーは今も定期的に自己ヒーリングを行っています。

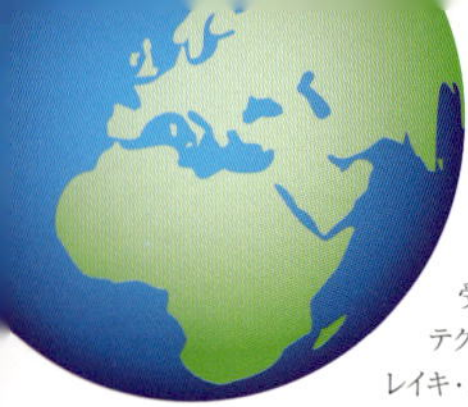

世界中の人々にレイキを
レイキは例外なくどんな人でも受けたり、施術したりすることができます。テクニックさえ学べば、世界中の誰にでもレイキ・パワーを送ることができます。

シンプルなレイキ

レイキは、どんな職業についている人でも、どんな健康状態の人でも、誰でも受けられ、学べ、施術することができます。レイキは難しい学問などではありませんし、施術の際にはなんの道具もいりません。ただ、自分が人間的に成長したい、あるいは、人が成長するのを手助けしたいと心から思って打ち込むこと、それが大切なのです。

誰にでも学べるレイキ・ヒーリング
これまでレイキのテクニックを学んだ受講生のなかには、教師、建築作業員、医者、コンピューター・オペレーター、農業従事者、エンジニア、セラピスト、介護者、学生などさまざまな職業の人がいます。身長や体重などの制限もありませんし、特別な運動能力も必要ありませんので、小さな子供や慢性疾患をかかえている高齢者にも無理なく学べます。

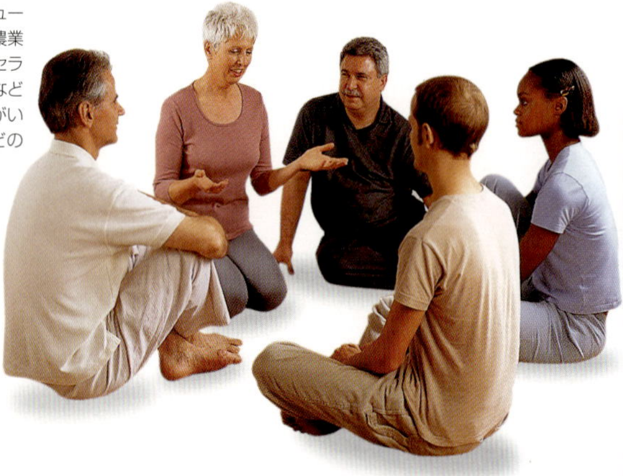

ジョーン（女性）の場合

ジョーンが自分の体を癒すためにレイキを学ぼうと思い立ったときには、すでに70歳を超えていました。

左目がいつも涙目になって困っていたので、レイキのセミナーを受講してみると、翌日にはその症状がきれいさっぱりと消えてしまいました。それから数年たつ今でも、ぶり返すことはありません。また、ジョーンは不眠症にも悩んでいたのですが、ベッドに入るまでに自己ヒーリングをしてみると、心が落ち着き、たとえあまり長くは眠れなくても、数時間ほど眠れば、翌朝は気持ちよく起きられるようにもなりました。

静寂の庭

禅庭の美は、
その簡素さが基本になっています。
レイキの原理やテクニックも、
同じように非常にシンプルです。

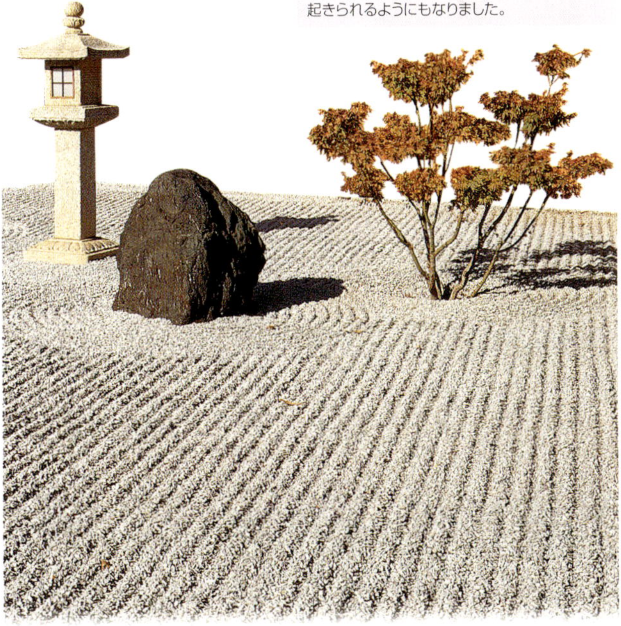

レイキの歴史

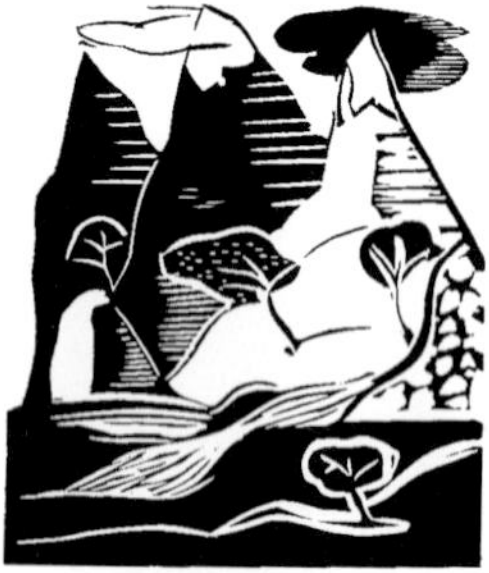

山の空気
レイキの創始者、臼井先生は、
日本のとある聖山で瞑想に入ったときに、
レイキのインスピレーションを受けました。

レイキは、日本からカリフォルニアやハワイへ伝わり、その後ヨーロッパへと広まりました。創始者は19世紀のキリスト教神学者、臼井甕男《みかお》先生で、レイキは先生のそれまでの経験と心血を注いだ研究の結果、誕生したものです。

そもそものきっかけは、ある日、学生から「イエスは具体的にどのようにして癒しを行ったのでしょうか？」とたずねられたことでした。臼井先生はそれに答えることができず、そのときはじめて、自分が何も詳しくものごとを調べることのないままキリスト教を信仰していたという事実に気づいたのです。そこで先生は神学者の地位を捨て、イエスの行った癒しの方法を知ろうと、探求の旅に出ました。

旅の途中、臼井先生はアメリカのシカゴに7年間滞在し、その間に大学で聖書学の博士号を取得しました。のちに先生は日本に戻り、さらにインドの古代言語であるサンスクリット語を学んで、仏教の経典を読みはじめます。

レイキの誕生

日本で仏教の僧院に身を寄せて研究を続けている頃、臼井先生は、ある癒しの方法とその鍵になるシンボルが記された写本を見つけたと言われています。先生はこのシンボルこそが、イエスや仏陀のような宗教的指導者が行った癒しの術を解明してくれるものだと信じました。しかし、僧院では誰もそのシンボルの持つ意味がわからず、先生は、とある聖山にこもって瞑《めい》想を行えば、その答えのヒントが見つかるかもしれないと考えました。そして、瞑想に入ってから21日目、先生は自分の意識が拡大するのを感じます。するとその瞬間、シンボルの意味がすべて明らかになり、先生の意識はさらに高次元にまで高められ、自分や人を癒す力が体中にみなぎったのです。

レイキによる癒し

臼井先生はその後の人生を、病気や心の問題に苦しむ人々の癒しと、その癒しの技術を伝授することに費やしました。そして、この癒しの力を「レイキ」と名づけたのです。しかし、何年かたつと臼井先生は、レイキによる癒しの効果をできるだけ長く維持するためには、癒しを受ける人のほうも積極的に自分を癒す努力をする必要があると考えるようになりました。そこで先生は、「レイキ式生き方の5原則」を伝授しはじめました。この原則には、心の持ち方を前向きにすることで、癒しの効果をさらに高める狙いがあります(p.34-43を参照)。

カリール・ジブラン『預言者』

「誰かに教わるのではない。答えはあなたの意識下に眠っていて、目覚めを待っているのだ」

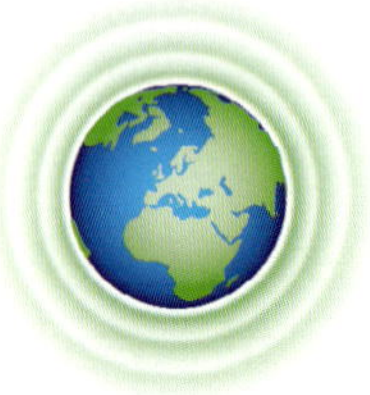

世界中に広がるレイキ
日本で生まれたレイキは
今や世界中に広がり、
さらに成長を続けています。

日本から西洋へ

臼井先生はレイキ・ヒーリングのすべてを後継者の林忠次郎《はやしちゅうじろう》先生に伝授しました。その後、林先生は東京にレイキのクリニックを開きます。1935年、ハワイ在住のタカタ・ハワヨという夫人がその東京のクリニックを訪れ、8ヶ月間毎日、腫瘍《しゅよう》へのヒーリングを受けました。その後、タカタ夫人はレイキのテクニックを熱心に学びはじめます。そして数年後、林先生からイニシエーションを受け、後継者として認定されました。

東京からハワイへ
タカタ・ハワヨは日本に長期間滞在してレイキを受け、さらにそのテクニックを学んだあと、ハワイへ戻ります。その後は、レイキの施術とテクニックの伝授に生涯をささげ、1980年に亡くなるまで、22人のレイキ・マスターを育成しました。

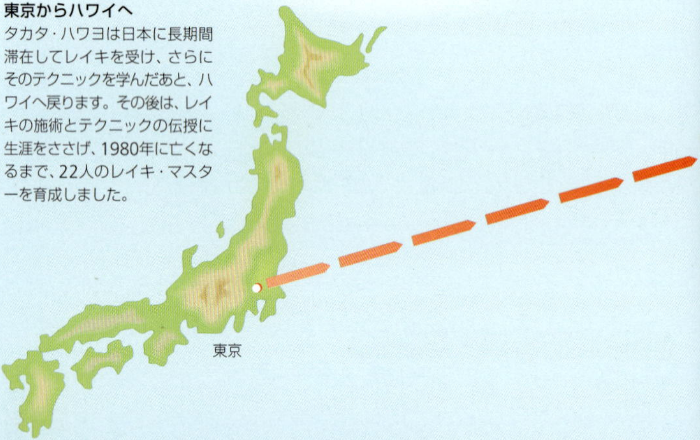

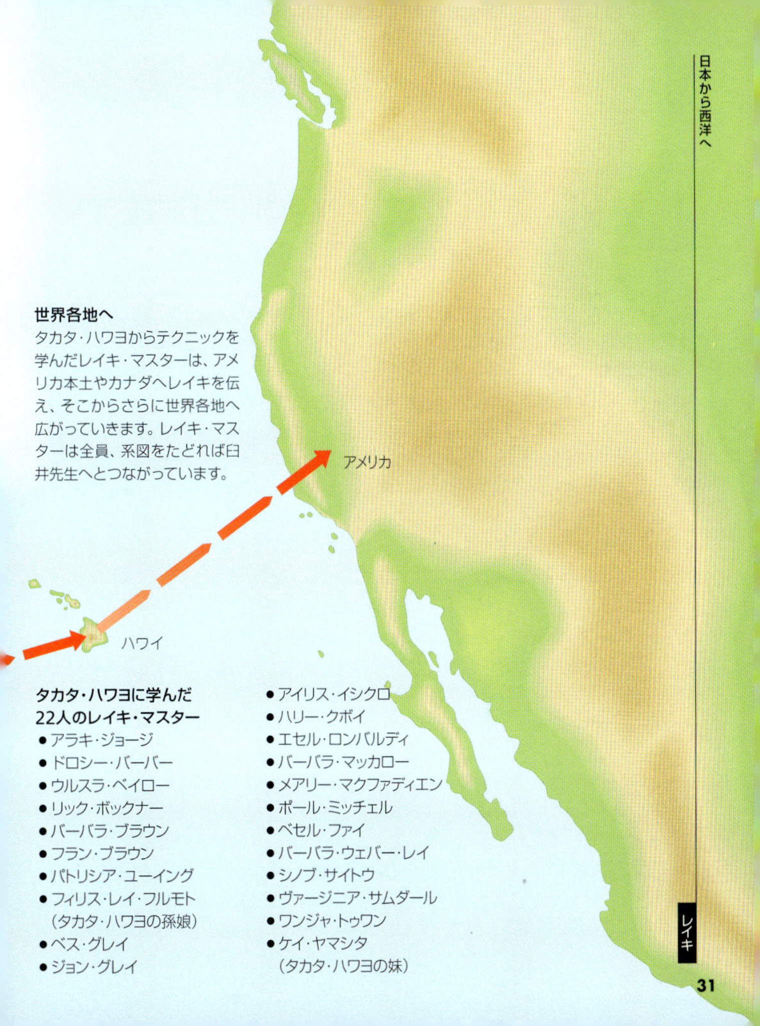

世界各地へ

タカタ・ハワヨからテクニックを学んだレイキ・マスターは、アメリカ本土やカナダへレイキを伝え、そこからさらに世界各地へ広がっていきます。レイキ・マスターは全員、系図をたどれば臼井先生へとつながっています。

タカタ・ハワヨに学んだ22人のレイキ・マスター

- アラキ・ジョージ
- ドロシー・バーバー
- ウルスラ・ベイロー
- リック・ボックナー
- バーバラ・ブラウン
- フラン・ブラウン
- パトリシア・ユーイング
- フィリス・レイ・フルモト（タカタ・ハワヨの孫娘）
- ベス・グレイ
- ジョン・グレイ
- アイリス・イシクロ
- ハリー・クボイ
- エセル・ロンバルディ
- バーバラ・マッカロー
- メアリー・マクファディエン
- ポール・ミッチェル
- ベセル・ファイ
- バーバラ・ウェバー・レイ
- シノブ・サイトウ
- ヴァージニア・サムダール
- ワンジャ・トゥワン
- ケイ・ヤマシタ（タカタ・ハワヨの妹）

レイキの各レベル（ディグリー）

レイキのテクニックは基本的に3つのレベルに分かれており、レイキ・エネルギーにアクセスする方法をじっくりと段階的に学べるようになっています。レベル3は、さらに2つの段階に分けられることもあり、本書ではレベル3と4がそれに当たります。

- 「レベル1（ファースト・ディグリー）」では、自分や他人に行う、「手当て」によるヒーリングを学びます。
- 「レベル2（セカンド・ディグリー）」では、遠隔ヒーリングを学びます。
- 「レベル3（サード／マスター・ディグリー①）」では、参加者の精神的な成熟に焦点を絞ります。
- 「レベル4（サード／マスター・ディグリー②）」でレイキ・マスターとなります。

各レベルのテクニックは、次のレベルに進む前に完全に習得しておくことが大切です。レベルを上がっていく間は、しっかりと指導・ケアを受けながら、楽しく学びましょう。そうすれば、レベルに沿ってきちんと段階的に理解が深まり、意識が高まって、テクニックも上達していきます。

レイキに生涯を捧げる

レベル1（ファースト・ディグリー）の基本は自己ヒーリングと自己開発です。しかし、レイキ・マスターから週末コースで2日間トレーニングを受ければ、すぐに家族や友人などに他者ヒーリングを行うこともできます。

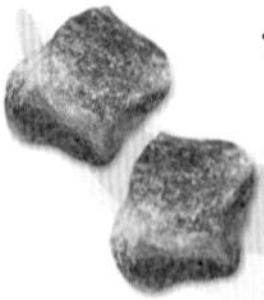

1 レイキはいつも あなたのそばに
レイキの基本理念は岩のように確固としていて、信頼できるものです。

レイキは、口頭で教えるものというよりも、実際の体験を通して習得するものだと考えられています。レイキ・マスターはレベル1の参加者に4回のアチューンメントを行います。このアチューンメントでは、神聖なシンボルを決まった順序に配置し、チャクラのバランスをとります（p.72-73を参照）。これはある種、神聖な儀式のようなもので、アチューンメントを受ける参加者が、それぞれ自分の内なる真理や精神のもっと深い部分とコンタクトをとれるようにするものだと言われています。

このレベル1では、アチューンメントを受けるほか、自己ヒーリングや他者ヒーリングのためのハンド・ポジションや、レイキを学ぶ者としての責任感や心構えについても学びます。参加者は、トレーニングのあとも各自で自己開発を続けるようにと言われます。これには、グループでの勉強会などが必要となるかもしれません。自己ヒーリングについても、トレーニングのあとも続けて定期的に練習すれば、全身のレイキ・エネルギーの流れがよくなり、アチューンメントを受けたあとの調整期間を無理なく乗り越えられます。

レベル1の受講生は、そこで学んだテクニックを時間をかけてしっかりと自分のものにしたら、そのまま次のレベルへと進んで行く人が多いようです。レベル2(セカンド・ディグリー)では、遠隔ヒーリングのテクニックを学びます。その後は、さらに先のレベルまで進んでレイキ・マスターとなる人もいます。ただし、レイキ・マスターのレベルに臨む前には、ある程度の期間、見習いなどをしてじっくりと訓練し、十分に経験を積んでおくのが理想的だとされています。レイキ・マスターは、ヒーリングを行うことによって、それを受ける人の人生まで変えてしまうことがあるため、一生の責任であり、それ相応の献身が求められるからです。

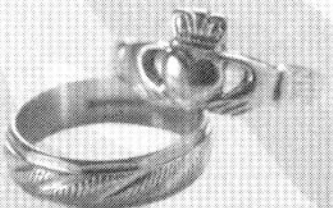

2 誓い
レイキの基本理念に対し、
献身の誓いを立てれば、
あなたの人生は大きく向上します。

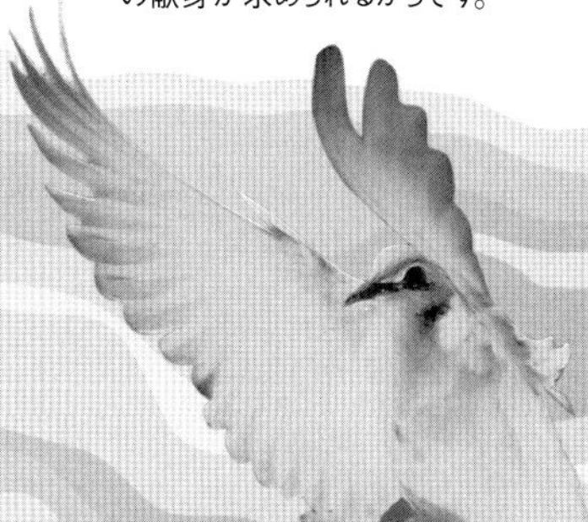

3 自由に大空を舞う鳥
レイキへの理解が深まると、心が解き放たれ、潜在能力を十分に発揮することができるようになります。おそらく生まれてはじめて、自由に大空を舞う鳥のような開放感を味わえることでしょう。

レイキを学ぶ

レイキは、あなたが情熱を注げば注ぐほど、多くを教えてくれます。

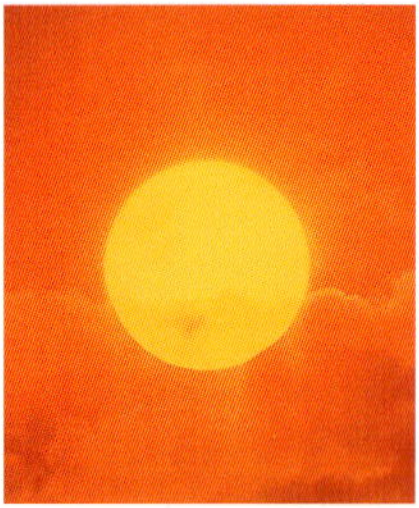

毎日を新たな気分で

レイキは、私たちに人生を新たな方向から見つめるチャンスを与えてくれ、毎日を新鮮な気分で迎えられるように、元気づけてくれます。

レイキ式生き方の5原則

自分の人生とレイキ・ヒーリングの施術にきちんと責任を持つのは、レイキ哲学の基本です。以下に示す「レイキ式生き方の5原則」は、臼井先生の教えによるものですが、人間の自己治癒力を高めるためには、前向きな心構えで人生を生きることが大切であり、それを日々忘れないようにするために生まれた原則です。臼井先生が、京都で何人もの浮浪者にレイキ・ヒーリングを施していましたが、彼らがその後もまた同じように路上生活に戻っていく姿を見たのがきっかけで、このポジティブな生き方の5原則を思いつきました。レイキの効果を持続させるためには、ただ受身になってヒーリングを受けているだけではいけないということに気づいたのです。

第1原則

「レイキ式生き方の5原則」の第1原則は、まず、心配ごとや悩みごとから自分自身を開放することです。不安や悩みは人間がさまざまな状況に対応していく上で当然起こるものです。しかし、悩んでばかりいても状況は改善されませんし、いい結果を生むきっかけにもなりません。くよくよと悩んでいたら不安が増すだけで、心は閉ざされ、将来への希望も持てなくなってしまいます。あれができない、これができないと悩むのではなく、「今できることはなんだろう」と考えてみましょう。ほんの少しだけでも悩むのをやめれば、心のなかに穏やかな感覚が広がっていくはずです。

ポジティブな生き方のレシピ

「レイキ式生き方の5原則」は、充実した人生を送るために欠かせない原則です。毎日ひとつひとつ実行していきましょう。たとえ小さな1歩でも、それを踏み出すことで変化が生まれ、人生を楽しく健康に暮らせるのだということを教えてくれます。原則は、すべてそのまま唱えやすいフレーズになっています。

- 今日だけは、悩むなかれ。──今日だけは、私の心は安らかだ。
- 今日だけは、怒るなかれ。──今日だけは、私は心は穏やかだ。
- 出会う人みんなを敬うこと。──私は両親、年長者、師、子供、友人、そして自分自身を敬うのを忘れない。
- 正直に働いて日々の糧を得よ。──私は正直に働いて暮らしを立てている。誰も、何も、環境さえも傷つけることはない。
- すべての命に感謝をささげること。──私は生きとし生けるものにも、どんな状況にも感謝を忘れない。なにもかもが教訓となり、そのおかげで私は成長できるのだ。

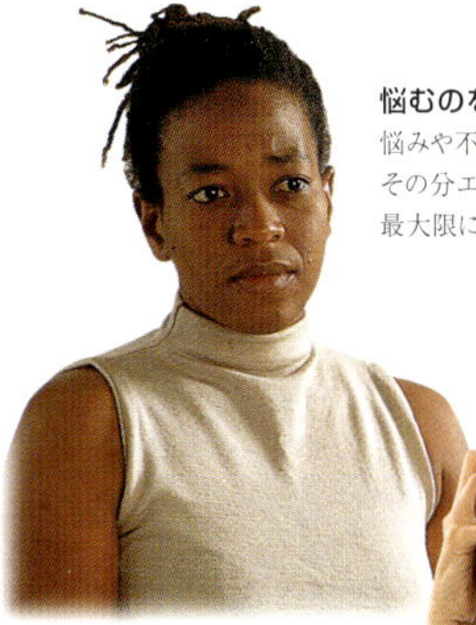

悩むのをやめましょう
悩みや不安を心から追い出せば、
その分エネルギーを無駄に失うことなく、
最大限に利用できます。

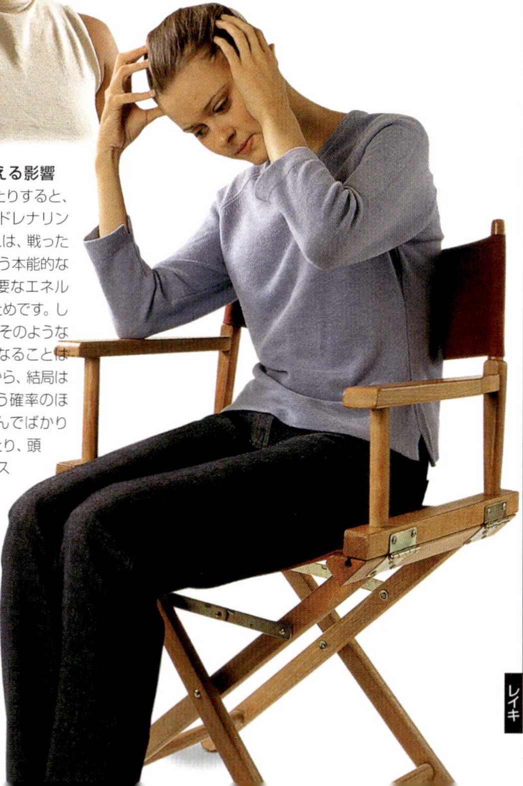

悩みがあなたに与える影響

悩んだり不安に陥ったりすると、私たちの体内にはアドレナリンが放出されます。これは、戦ったり、逃走したり、という本能的なサバイバル行動に必要なエネルギーを補おうとするためです。しかし、毎日の生活で、そのようなエネルギーが必要になることはめったにありませんから、結局は体の毒になってしまう確率のほうが高いのです。悩んでばかりいると、息切れがしたり、頭痛がしたり、慢性的なストレスの原因になったり、腰痛が起こったり、疲れたり、消化器官に不調が出たり、さらには動脈瘤ができたり…というように、さまざまな悪影響が出てくるのです。

第2原則

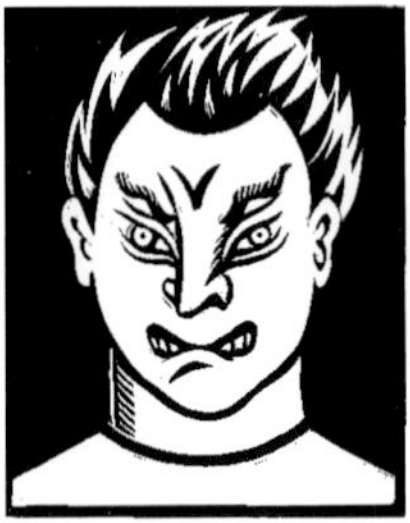

怒るなかれ
レイキを学べば、
落ち着いてまわりを見渡せるようになり、
人生の困難や不満に対しても寛容になるため、
怒りに無駄なエネルギーを浪費することがなくなります。

レイキ式生き方の第2原則は「怒るなかれ」ですが、これは多くの人々にとって一番難しい原則でもあります。怒りは破壊的かつ否定的で、エネルギーを実にたくさん消耗しますし、自制心が欠如していることをわざわざ人に教えているようなものですから、なんの得もありません。状況に応じて賢明な結論を導き出すためにも、怒りをコントロールする方法を学ぶのはとても大切なことです。あなたが平静を保っていれば、相手も建設的に対応してくれ、事態が困窮する可能性もずっと低くなることでしょう。どんな論争でも、その規模に関係なく、怒りが絡めば、いずれ必ず手のつけられないものになってしまいます。隣人同士の口論でも、取っ組み合いのけんかでも、町なかの暴動でも、隣国間の争いでも、大陸間戦争でも同じです。戦争は、外交ルートによる問題解決の道を飛ばした怒りの産物です。

いったい、怒りによって何が成し遂げられると言うのでしょう。どう見ても、ほかの方向に向けるべきエネルギーを無駄遣いしているにすぎません。

いかに間違いを正すか

世界で起こっているさまざまな不正や不公平に対して向ける怒りは、一見、筋が通っているように思います。しかし、やはり怒りに端を発する行動が好ましい結果を生むことは、ほとんどありません。建設的な行動やことばで、間違っているものを正していく努力をするほうがずっと効果的です。

「レイキ式生き方の5原則」は、「今日だけは…」というように1日単位で自分を励ましていきます。これはとても大事なことで、とにかく「今日だけは怒りに身をまかせたりしない」と、まず1日だけ頑張ってみるのです。それができたら、次の日もまた同じようにやってみる。そして、その翌日も…。これが毎日続けば、そのうち前向きな行動や会話、譲歩、交渉などが、みんな当たり前になってくるのです。

怒りと向き合う

怒りに身をまかせそうになるのを避けるためには、そのような状況になったときに、ただ抑えつけようとするのではなく、とにかく自分がそういう状況に陥っているという事実をしっかりと認めることがまず大切です。そして、自分を振り返ってよく考えること。積もりに積もったネガティブなエネルギーは、怒りという感情にではなく、激しい運動などに使って開放しましょう。家事をするだけでも、鬱積《うっせき》したモヤモヤを解消できることがあります。呼吸のエクササイズ、ヨーガ、瞑想、イメージングなども役に立つでしょう。怒りをうまくコントロールできるようになれば、ストレスからくる体の不調もやわらいでくるはずです。そうすれば、「慢性的なストレス」など、もう過去の遺物になってしまうかもしれません。

自分を変えるのは大変

レイキはたしかに変化を呼ぶ媒体となります。しかし、自分自身を変えることは、いつもそう簡単にできるわけではありません。その点は、頭の隅においておきましょう。

第3原則

第3原則は、「出会う人みんなを敬うこと。──私は両親、年長者、師、子供、友人、そして自分自身を敬うのを忘れない」です。私たちに命を授けてくれたのは両親であり、その両親がいなければ私たちは肉体的にも、精神的にも、どんな形でも存在しえません。第3原則を忘れずに、両親や年長者から学び、その知恵を尊重しましょう。私たちは、年長者が持つ尊敬すべき長所を見習うこともできますし、逆に短所を反面教師にすることもできるのです。

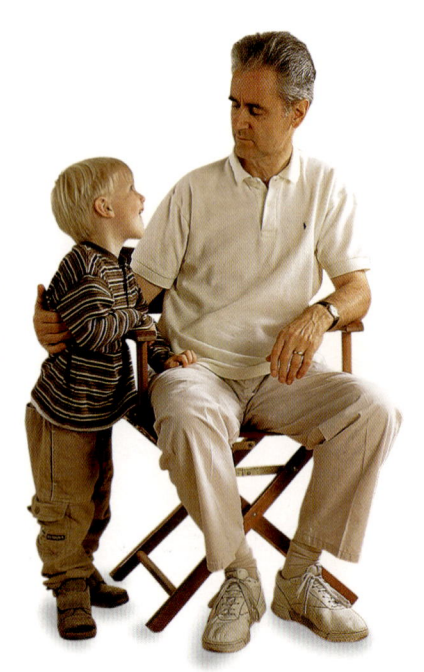

師を仰ぐ

祖父母と近い関係で育つ子供は、年長者からものを学ぶという姿勢が身につきやすいかもしれません。しかし、年長者ばかりではなく、師と呼べる人々の枠は実に広く、私たちは義務教育の時代から大学時代までさまざまな師に出会います。そして大人になってからも、上司や同僚、そのほかの人間関係のなかで、やはり師と仰ぐ人に出会うのです。ただ、師だけに限らず、人生の途中で出会ってきた人々すべてが、私たちに何かを教えてくれるのではないでしょうか。要はあなたの考え方次第です。誰のことばに対しても、謙虚な姿勢でありがたく耳を傾け、人生の教訓を学びましょう。

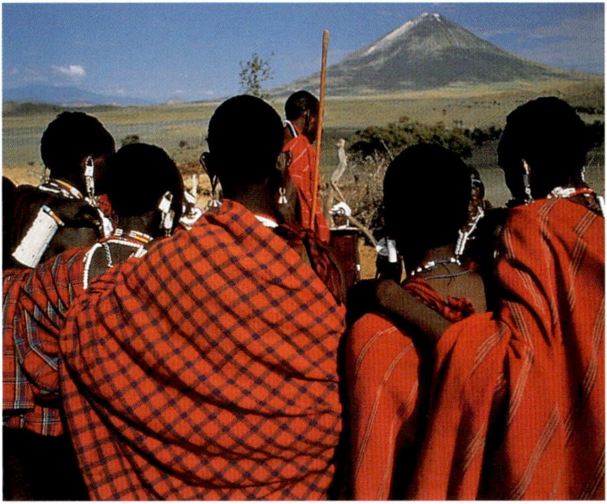

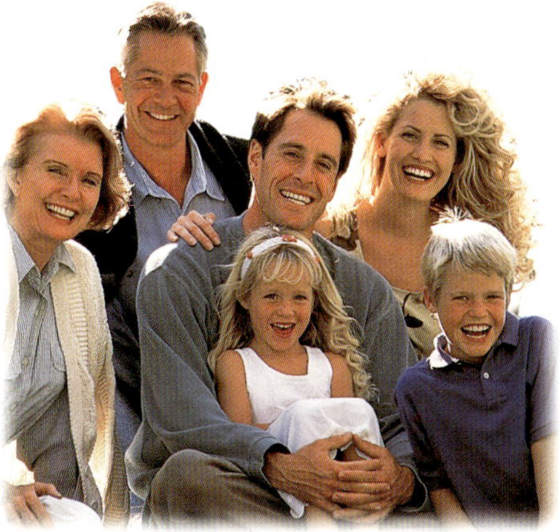

限りなく続くプロセス

年長者から学ぶことは、部族でも家族でも、たいていのグループ構造において不可欠になっています。知恵を授けてくれた人々に対して素直に感謝の気持ちを持つことができれば、それと同時に自分自身も尊重する気持ちが生まれ、健全な自尊心をはぐくんでいくことができるはずです。それでこそ、将来は私たちが師となって、自分が学んだことを自信を持って次の世代に伝えていくことができるのではないでしょうか。

第4原則

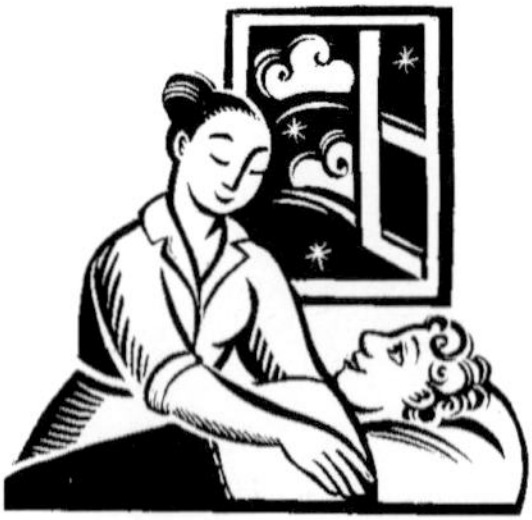

正直に働いて日々の糧を得よ
幸せで充実した人生を送るには、
健全な自尊心を持つことがとても大切です。
仕事を通してそれが実現できますように。

レイキ式生き方の第4原則は、「正直に働いて日々の糧を得よ。——私は正直に働いて暮らしを立てている。誰も、何も、環境さえも傷つけることはない」です。この原則は同時に、そのような正直で良心的な生き方をしている人々を敬おうと説いているとも言えるでしょう。看護士も教師も道路の清掃作業員も、みな尊敬に値するのです。

人はよく職業によって自分の価値やアイデンティティーを図ろうとします。しかし、体内のレイキ・エネルギーの流れが阻害されたり、どこかに痛みがあったり、軽い疾患をいつも繰り返したりする原因として共通しているのは、罪悪感、恐怖感、不安感、やましさなどの破壊的で否定的な感情であり、これはどれもあなたが仕事に対して持っているマイナスの感情から派生しているものばかりです。ストレスは、このところ特に大きな問題となってきていますが、これも会社に行きたくなくなる主な原因の1つに挙げられています。

たとえ自分がどんなに取るに足らない存在だと思えても、きちんと仕事をして会社に貢献しているんだということを自分で評価するのは大切なことです。1日のはじまりか終わりに、「今日はこれだけ仕事をする!」とか「今日はこれだけ打ち込んだ!」というように、自分の仕事のでき具合をきちんと認めるようにするのもいいでしょう。自尊心を高めるのに役立ちます。

調和を見出す

あなたは現在の仕事に満足していますか？　その仕事でうまく自己表現ができていますか？　レイキ式生き方の第4原則は、人生を浄化・軌道修正するために、あなたが勇気を持って最初の1歩を踏み出せるよう応援しています。なかには、新しいチャンスを求めて仕事を変わり、1からやり直そうという人もいるでしょう。もちろん、そんなに簡単に仕事を変わることができない状況にある人もたくさんいます。しかし、そんな場合でも、今の仕事にできるだけ前向きな姿勢で取り組み、いつも自分の責任を100%果たして自尊心を満足させるように努力することは可能です。毎朝、「今日もポジティブで行こう!」と新たな気持ちでスタートを切るのを忘れないようにしてください。

レイキ哲学では、人生を正直に生きることが大原則です。健全な自尊心を持ち、人も同じように尊敬できるようになるためには、この「正直に働いて日々の糧を得よ」という第4原則をしっかりと守ることが絶対に欠かせません。

ジュリー(女性・26歳)の場合

ジュリーは専業主婦で、2人の子供がいます。いつも人づきあいをするときには、レイキ式生き方の第4原則を念頭に置くようにしています。

控えめなジュリーは、大きなことをして目立つのではなく、人のためにほんのちょっとしたことをあれこれやりたいと言います。そのため、彼女は自分の家族の面倒を見るほか、2日に1度は年配の隣人のお世話をしていますし、地元のカブ・スカウト(ボーイ・スカウトの幼年部門)を運営する手伝いもしています。また、政治犯として拘留されている人々の人権擁護を訴えている、アムネスティー・インターナショナルの会員でもあります。

自分に正直に

自分をありのままに受け入れるようにしましょう。また、「私もちゃんと人の役に立っているのだ」と自分の価値を素直に認めるのも忘れないようにしてください。

第5原則

レイキ式生き方の第5原則は「すべての命に感謝をささげること」です。持てるものすべてをありがたいと思っていれば、心も広くなり、人生がよろこびに溢れてきます。あなたを助けてくれた人々には礼を尽くし、動物、木、草花、さらには私たちを取り巻く空気にいたるまで、あらゆるものに感謝しましょう。夕焼けや花を美しいと思うようなごく単純なことも、感謝の1つです。このように、あらゆるものに価値を見出していれば、私たちはみな広い世界のほんの一部にすぎないのだということを常に思い起こさせてくれますし、その事実を尊重することも忘れません。

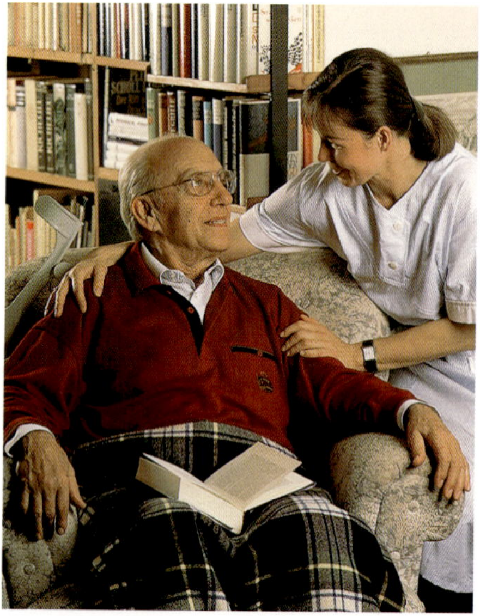

人に手を貸す

助けを必要としている人に手を貸せば、いいことをしたという実感がわき、気分もよくなります。ほんのちょっとした親切でも、やりがいを感じることはできるのです。

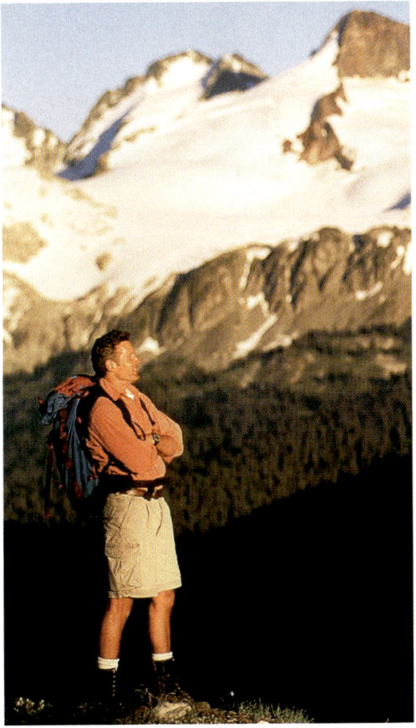

愛情を注げば注ぐほど

ペットや、盲導犬などの補助犬に、「毎日ありがとう」と感謝の気持ちを表すには、抱きしめたりして愛情をたっぷりと注いでやるのがいい方法です。

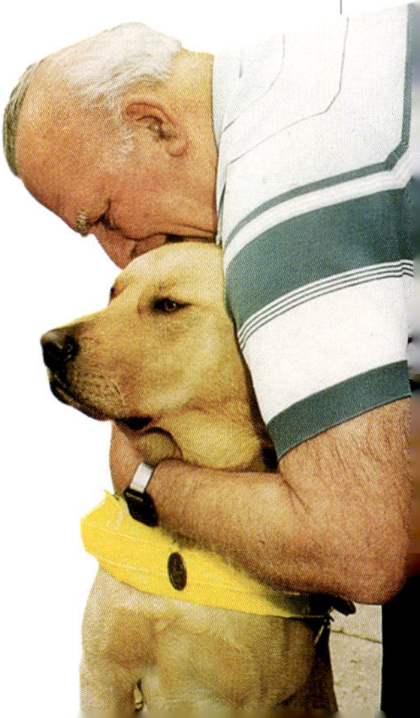

感謝の気持ちを忘れずに

レイキ式生き方の第5原則は、生きとし生けるものにも、どんな状況にも感謝の気持ちを忘れないことです。とにかく何もかもすべて、人生の困難な場面さえも、ありがたく思うことが大切です。そんなときこそ、自分がどう変化し、どう成長していけばいいのかを身をもって学べるのですから。

エネルギーの交換

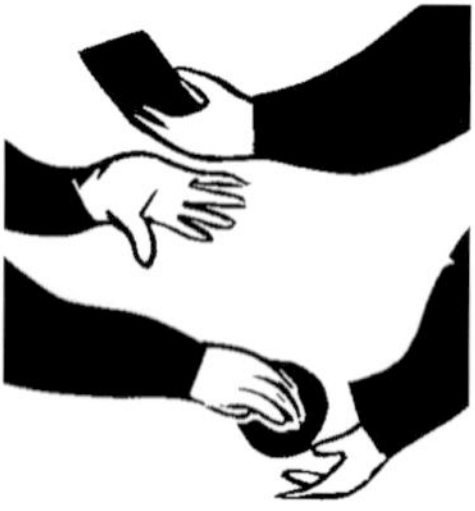

与えそして受けとる
レイキ・ヒーリングを受けていることに対して感謝の気持ちを表すと、セラピストとの間のエネルギーの流れが活発になります。

レイキの哲学の1つに「交換」があります。これは、人から何かをしてもらったら、必ずお返しをするというもので、レイキ・ヒーリングの創始者である臼井先生が、ヒーリングを受ける側もその治癒過程でみずから積極的に役割を果たすべきだと考えて、弟子たちに伝えました。レイキ・セラピストはプロとして開業しているのではない限り、自分が行ったレイキ・ヒーリングに対して料金を請求することはありません。しかし、受けた側が、感謝の気持ちを花やちょっとしたプレゼントを贈って表すのは好ましいことだと思います。ものを贈る代わりに、なんらかの形でセラピストを手助けするのもいいでしょう。もっと精神的なレベルで考えれば、レイキ・エネルギーという贈りものを受け取ったお返しに、「私はこれから意識を新たに生まれ変わる努力をします」と誓いを立てるのも、「交換」だと言えるかもしれません。

レイキ・ヒーリングの値段

プロのレイキ・セラピストはレイキ・ヒーリングの施術料金を設定しています。この料金はセラピストによって、また地域によってもさまざまですし、施術を受ける側の状況によっても安くなったり、ときには無料で行われたりすることもあります。伝統的に、レイキ・セラピストは自分の両親には無料ヒーリングを行います。これは、両親があってこそ今の自分があるのだということに感謝の気持ちを表しているのです。

レイキのテクニックを学ぶ場合の授業料も千差万別です。通常、レイキ・マスターは、レベル1(ファースト・ディグリー)のセミナー料を2〜3日分の日当程度に設定しています。レベル2(セカンド・ディグリー)なら6〜7日分、レベル3(サード/マスター・ディグリー①)なら2週間分という具合です。レベル4(サード/マスター・ディグリー②)は、通常、各自の交渉によって決まりますが、これは多少高額になります。

もちろん、上記より格安なセミナーを見つけることもできると思いますが、その場合は、必ずセミナーを受ける前にセラピストの資格や系図を確認しておきましょう。信頼のおけるレイキ・セラピストなら、あなたが知りたいと思う情報をきちんと提供してくれるはずです(p.68-69を参照)。

スーザン(女性・35歳)の場合

スーザンはある店でマネージャーをしています。最近、レイキ・ヒーリングの週末コースを受講して基本的なテクニックを学びました。

週末コースを受けて以来、スーザンはずっと自己ヒーリングの練習をしていますが、住んでいるアパートの管理人が長い立ち仕事で疲れるというのを聞いて、なんとか他者ヒーリングも行いました。最初にヒーリングを行ったとき、その管理人は「今までこんなにリラックスしたことはない。それにすごくリラックスしているのに元気いっぱいだ」と大よろこびでした。もちろん、スーザン自身も同じように深くリラックスしていました。レイキ・ヒーリングはエネルギーの送り手も一緒に癒すのです。スーザンはその後、管理人から感謝の気持ちとして、大きなチョコレート菓子と花束をもらいました。

献身

レイキはどのレベルでも「エネルギーの交換」が行われます。これによって、各自がレイキに対する自分の献身の度合いを再認識することができるのです。

レイキ・ヒーリングを受ける

何も予備知識を持たずに、何も気負わずにレイキ・ヒーリングを受ければ、真にポジティブなレイキ体験ができるでしょう。レイキ・セラピストも、受け手には心をオープンにした状態でレイキ・ヒーリングを受けることをお薦めしています。そのほうが変にがっかりすることもありません。しかし、レイキ・ヒーリングを受けると、自分のなかに新たな意識が目覚めていくのに驚くかもしれません。硬くなっていた筋肉がリラックスするのと同時に、それまで感じていた体の痛みが消えたり、悩みごとで重くふさがっていた心が晴れて、問題解決の糸口まで見えてきたり…。レイキ体験は受ける人によってそれぞれ違います。その人がどんな人であるか、どんな状態にあるかということによって変わってくるのです。

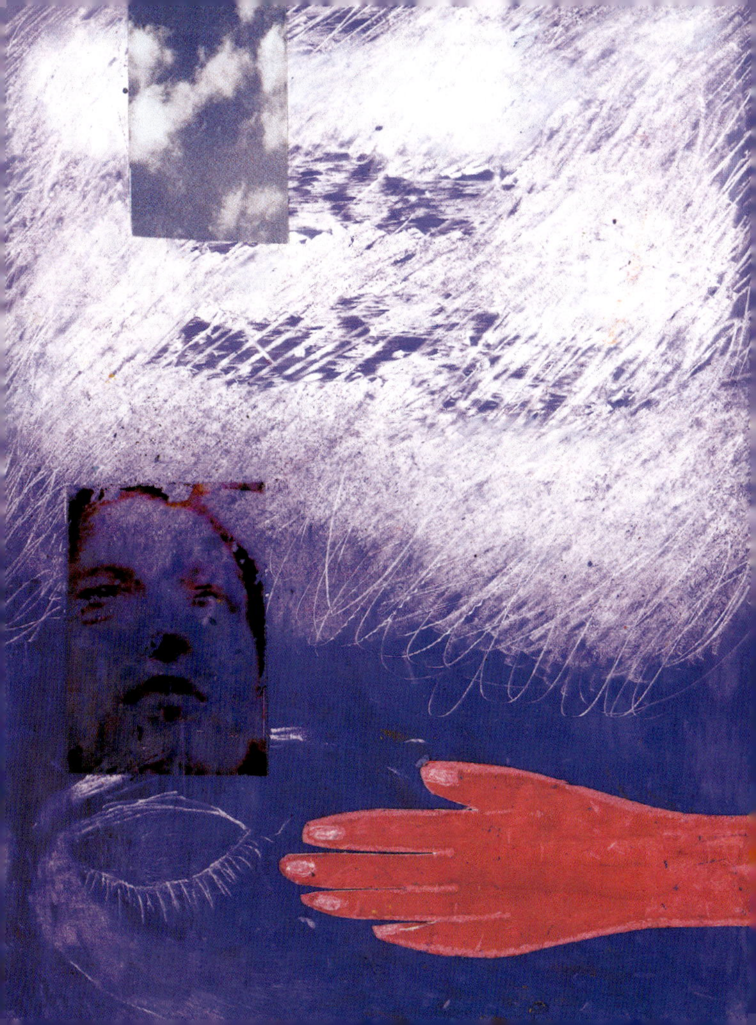

レイキ・セラピストを探す

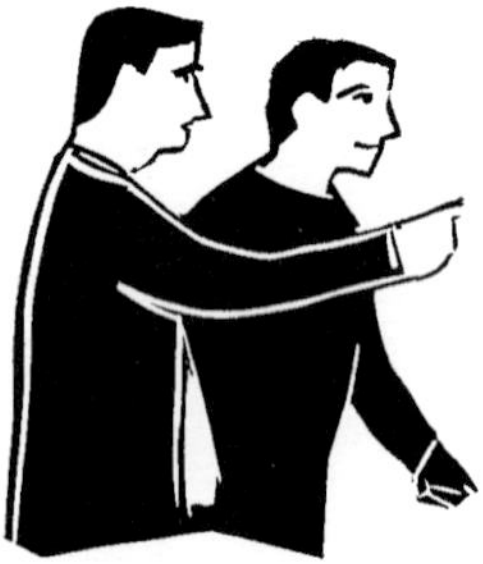

人から推薦してもらう
いいレイキ・セラピストを探すには、
友人や知り合いに直接たずねてみるのが
一番いいでしょう。

本書の読者のなかには、これまでにレイキ・ヒーリングを友人や家族と一緒に受けたことがあり、今後はもっと経験を積んだレイキ・セラピストに会ってレイキを深く知りたいと感じている人も、レイキ・ヒーリングはまったくはじめてだという人も、どちらもいらっしゃることでしょう。いずれにしても、どうせ時間とお金をかけてレイキ・ヒーリングを受けるのなら、自分に一番合ったセラピストを見つけたいものです。

いわゆる「波長の合う」レイキ・セラピストを探すというのは、いい考え方かもしれません。大切なのは、なんでも気軽に相談できるだけでなく、しっかりとあなたの自己開発の手助けをしてくれる、信頼のおけるセラピストを選ぶことです。

あなたのことをよく知っている家族や友人から直接紹介してもらえば、まず間違いはないでしょう。また、プロのレイキ・セラピスト組織に連絡をとって、近隣で開業しているセラピストを紹介してもらうのもいい方法です。

バックグラウンドをチェックする

レイキ・ヒーリングの基本的なテクニックは、もともと誰にでも簡単に学べるものですから、あなたの選んだセラピストがそれまでに十分な経験を積んでいるかどうかチェックするのはとても重要なことです。プロとして開業しているレイキ・セラピストなら、少なくともレベル2（セカンド・ディグリー）までは終了し、その後も各自のレイキ・マスターと連絡を取り合っていることでしょう。

また、セラピストが誰からテクニックを学んだのかをたずねてみるのもいい方法です。レイキ・セラピストはみな、その系図をたどっていけば創始者の臼井先生（p.28-31を参照）にまでたどり着くはずです。良心的なセラピストなら、自分が臼井先生までどうつながっているのか、よろこんで教えてくれることでしょう。

レイキ・セラピストの旅

「これまでどのくらいの期間をかけてレイキを探求し、各レベルのテクニックを修得してきたのか」ということをたずねてみるのも、いいセラピスト探しに役立ちます。これは、そのセラピストがレイキについてどれほど真剣に考えているのかを知る手がかりにもなります。なかには、レベル3(サード/マスター・ディグリー①)までを1回の週末コースで終了したという人もいますが、一般的には、それだけでは十分にレイキ・ヒーリングを理解し、精神的に成長することはできないと言われています。

さまざまな代替療法のセラピスト

レイキ・ヒーリングはほかの代替療法と平行して受けることができますので、レイキ・セラピストのなかには、指圧、クリスタル・ヒーリング、カラー・セラピーなども勉強して、その施術を行っている人もいます。そういう場合は、「レイキ・ヒーリングだけを受けたい」と、はじめにあなたの意思をはっきりと伝えておくのがいいでしょう。ただし、あなたがほかの代替療法も一緒に受けたいと考えているのであれば、この限りではありません。

安全第一

レイキ・ヒーリングは誰にとっても安全な療法です。しかし、プロのレイキ・セラピストとして開業したり、セミナーを開講したりする場合は、万一に備えて損害保険などに加入しておくことをお勧めします。

レイキ・セラピストに求めるもの いい

レイキ・セラピストなら、あなたがレイキ・マスター(p.68-69を参照)に求める人間的な資質をたくさん兼ねそろえているでしょう。たとえば、親しみやすくオープンな一方で、プロとしての自覚をしっかりと持ち、守秘義務を尊重してくれる、というのは大切なポイントです。また、あなたが求めているもの(あるいは必要なもの)を敏感に感じ取ってくれ、レイキについて疑問に思うことに対して丁寧に答えてくれるかどうかという点もチェックしたいものです。特に、あなたがかかえている問題を気楽に打ち明けることができ、それについてしっかりと理解して助けてくれるだけの十分な経験と知識を兼ね備えたセラピストを選ぶことが重要になります。

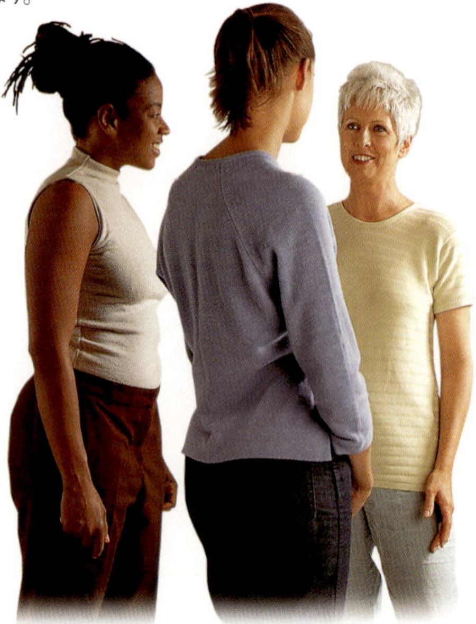

良好なコミュニケーション
実際にレイキ・ヒーリングを受ける前に、レイキ・セラピストとはしっかりと話をしておきましょう。プロのセラピストなら、たいていよろこんで、電話なり、直接顔を合わせてなり、話をする機会を持ってくれるはずです。これは、今後あなたが安心してレイキ・ヒーリングを受けられるかどうかを判断するのに、絶好のチャンスとなります。もし、どうしても心配なら、友人に一緒に来てもらうのもいいかもしれません。また、このときに施術料をしっかりと確認しておくのも忘れないようにしましょう。

レイキ・ヒーリングを受ける場所

レイキは場所に関係なくどこでも受けられますが、プロのレイキ・セラピストは施術専用の個室を用意しているはずです。身の回りのレイキ・エネルギーにアクセスすることが大切な療法ですから、あちこちにものが散らかっていない清潔な部屋が望ましいでしょう。静かで、きちんとプライバシーが保てる部屋であるかどうかもチェックしてください。

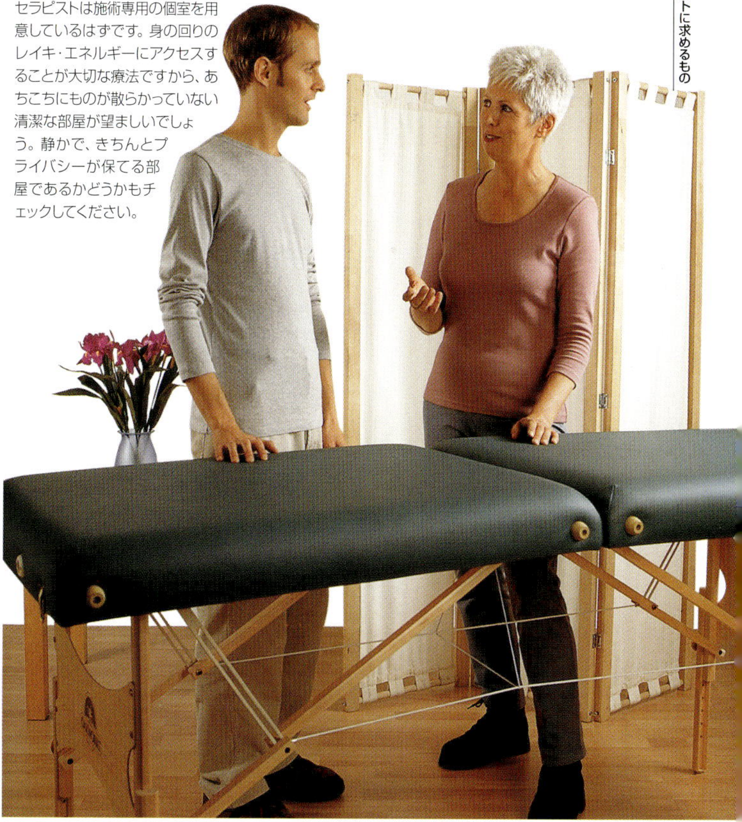

どこでいつレイキ・ヒーリングを受けるか

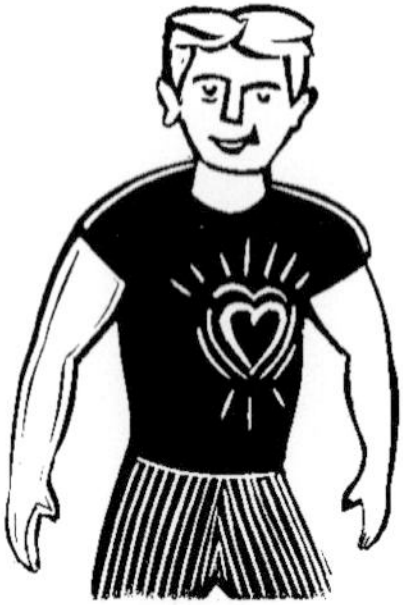

心のなかのレイキ

宇宙の生命エネルギーであるレイキは、
私たちの心のなかや身の回りに常に存在しています。
だからこそ、レイキ・ヒーリングは
いつでもどこでも受けることができるのです。

レイキ・ヒーリングはどんな場所でも受けられます。特に自己ヒーリングの場合は、テクニックさえ学べば自宅でも屋外でも、バスや車のなかでも、どこでも手軽に行えます。特別に何か準備する必要もありません。しかし、レイキ・セラピストからフル・セッション(27のハンド・ポジションをすべてヒーリングする、フルコースの施術)を受ける場合は、その効果を最大限に得る工夫をしたいものです。

時間を確保する

フル・セッションの場合、大切なのはスケジュール調整です。フル・セッションは通常なら45分から1時間ほどですが、時にはそれより長くなることもあります。最初から余裕を持ってスケジュールを組んでいれば、多少長くなっても、「待ち合わせに遅刻したらどうしよう」とか「早く子供を学校に迎えに行かなくては」などと、そのあとの自分の都合を心配する必要はなく、ゆったりとした気分で受けられ、効果も十分に得ることができるでしょう。

また、レイキ・ヒーリングを受ける前には、少し時間を取って静かに心を落ち着けたいという人もいるかもしれません。時間ぎりぎりにバタバタと駆け込まず、5分か10分早めに着くようにするのがいいでしょう。レイキ・ヒーリングが終わったあとも同じように少し時間を取って、効果を実感するのもいいかもしれません。できれば、ヒーリングを受ける日はほかにたくさん用事を作っておかないようにしましょう。

もちろん、あなたに合ったセラピスト選びをすることも、レイキの効果を最大限に得るためには大切なポイントです。また、施術室やまわりの環境に問題がないかも、チェックしておいてください。そして、施術前にはしっかりと気分を落ち着け、できるだけ心をオープンな状態にして、レイキに臨みましょう(p.56-57を参照)。

ヘレン(女性・53歳)の場合

秘書をしているヘレンは、人を助けるときにまずレイキを使うようにしています。家族や友人も驚いているのですが、ヘレンはいつも妙なきっかけで、この「手当て」療法を人に施すことになるのです。

休暇でスキー旅行に出かけていたときも、バーでゆったりとくつろいでいると、ふと別の客がスキー中に痛めた足をイスに乗せて休ませているのが目に入りました。ヘレンはさっそく助けを申し出て、その足に両手を当て、レイキ・ヒーリングを行いました。ほかにも、あるときショッピング・センターで、激しく咳き込んで苦しんでいる女性を見かけたときは、その女性の胸に手を当ててやはりレイキ・ヒーリングを行いました。

こんな風に、レイキ・ヒーリングには応急処置的な効果があります。ヘレンもそれを承知していて、いつも使っていますが、彼女がレイキ・セラピストのもとを訪れてフル・セッション(フルコースの施術)を受けるときは、その効果を最大限に上げるため、施術の前後に必ず何分か時間を取って、心を落ち着けるようにしています。

レイキ・エネルギーの効果を最大限に

レイキ・ヒーリングを受けると、新たな意識が目覚めるような感覚を味わいます。そんなレイキのパワーを尊重するためにも、時間と空間を十分に取りましょう。

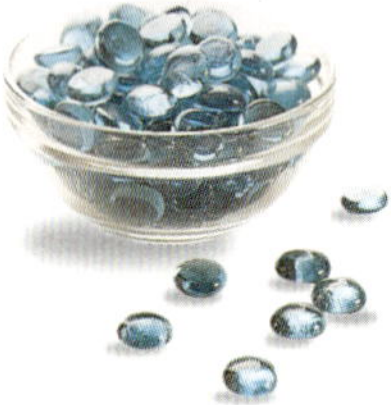

小物でムード作り
ガラスのボールに入れた
カラー・ビーズなど、
ほんのちょっとした小物が、
部屋に美しさを添えてくれます。

レイキ・エネルギーを取り込む

レイキ・ヒーリングを受ける前には、できるだけ穏やかな環境で過ごすようにしましょう。自宅で行う場合には、癒しの空間作りをしてみてください。部屋の雰囲気は、そのまわりに存在するレイキ・エネルギーをどれだけそのなかに取り込めるかで変わってきます。また、その部屋のなかで起こるできごとがポジティブなものであればあるほど、人はそこにいて心地よく感じるものです。静かなで安全な環境は、レイキ・ヒーリングの効果や快感を高め、あなたを健全な状態へと導いてくれます。

癒しの空間

ヒーリングの効果を高める「癒しの空間」作りには、以下のポイントを押さえるようにしましょう。

- 明るい淡色
- 整理整頓
- 新鮮な空気
- 窓のそばの空間
- 暖かさ
- 静かさ

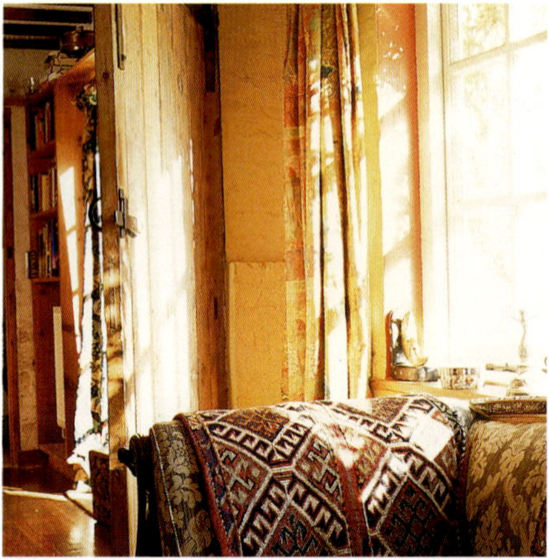

陽《ひ》が差し込む部屋
ほんの少しの工夫で部屋は
美しくなります。まず、太陽の光を
たっぷりと取り入れましょう。

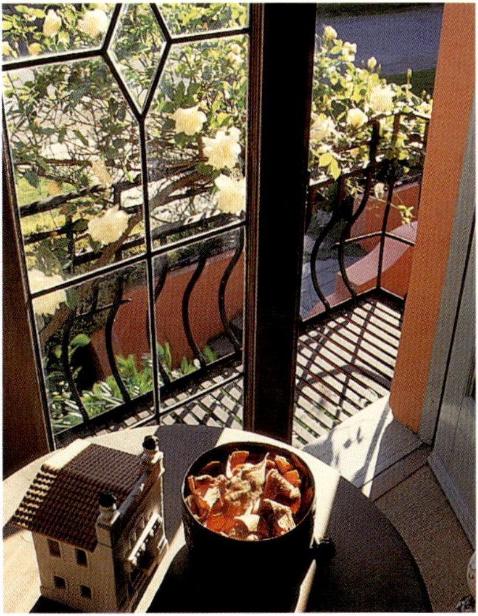

眺めのいい部屋
窓から見える四季折々の自然の景色は、眺めていて実に楽しいものです。

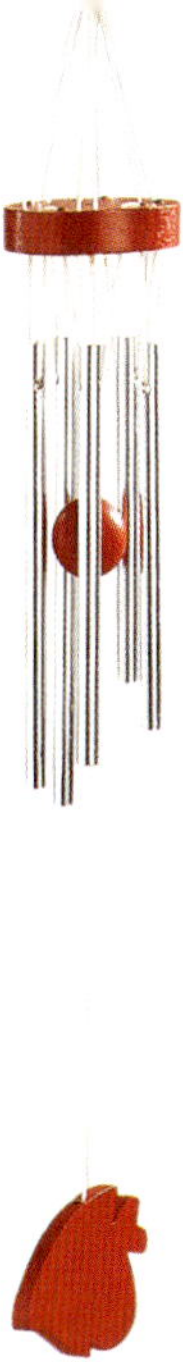

風の歌
窓際にウインドチャイムを飾ると、風に合わせてやさしいハーモニーを奏でてくれます。

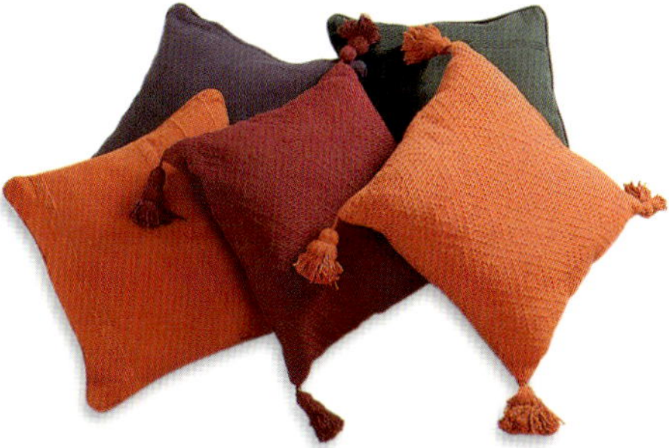

ゆったりとリラックス
大きくてカラフルなクッションは、それだけで部屋を華やかにしてくれますし、実際にもたれてゆったりとくつろぐこともできます。

受ける前の準備

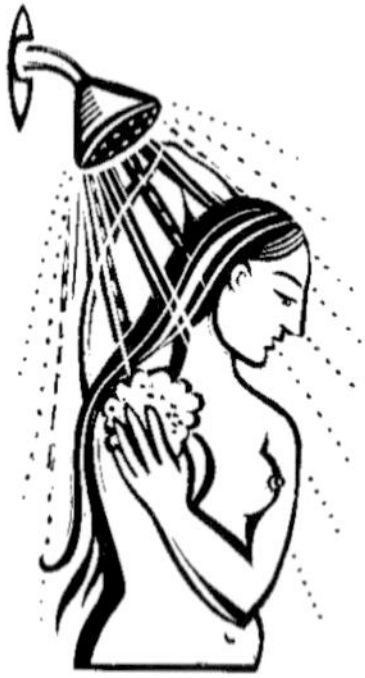

心の浄化
汚れと一緒に心配ごとも洗い流し、
リラックスした気分でレイキ・ヒーリングを受けましょう。

レイキ・ヒーリングの効果を最大限に得るためには、「空間」を十分に取ることが大切です。窮屈な気分にならないように、物理的な空間をたっぷり取りましょう。また、意識が目覚めて拡大していくのに備えて、精神的な空間も取っておく必要があります。できる限り心をオープンにして、レイキ・ヒーリングを受けるようにしてください。

悩みごとは忘れて

レイキ・ヒーリングを受けている最中にあれこれ心配ごとに思いをめぐらせていては、効果も上がりません。悩みごとや心配ごとはしばらく忘れて、ゆったりとレイキ・エネルギーに癒されましょう。「1時間だけ悩みごとを忘れてみよう!」と心に決めて、その間は身をまかせ、しっかりとレイキ・エネルギーを吸収してください。

セッション(施術)前の数分間は、座って静かに呼吸したり、瞑想(p.168-169を参照)したりすると、あれこれ関係ないことを考えることなく、レイキ・ヒーリングに集中することができます。

着るものについて

ゆったりとして、体を自由に動かせる服装なら、リラックスした気分でレイキ・ヒーリングを受けられます。部屋の温度も考慮してください。じっと横になっていると、体温は下がっていきますので、それに合わせた温度に保たれているかどうかがポイントになります。念のため、ゆったりとしたセーターを別に1枚用意しておきましょう。靴はたいてい脱ぐように

言われます。また、ベルト、メガネ、時計、ネックレスなどの宝飾品についてもはずすように勧められるでしょう。

清潔に

通常、レイキ・セラピストは施術前に手を洗います。ヒーリングを受ける側も、礼儀として、お風呂に入るかシャワーを浴びるかして体を清潔にし、髪も洗っておくのがいいでしょう。健康的な食生活を送っていれば、息が臭くなる心配はほとんどいりませんが、事前に歯を磨いておくという人も多いようです。

静かな時間

セッション(施術)の前には座ってじっと静かにしていると、その後のレイキの効果をしっかりと享受できます。自分の気持ちに集中して、心をオープンな状態にしておきましょう。

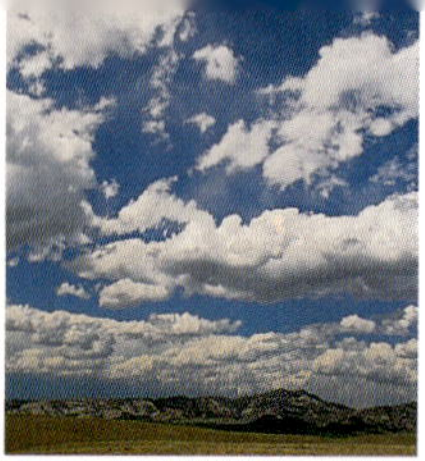

目の前に開ける世界
はじめてのレイキ・ヒーリングで、
これまでとものの見方が変わり、
新しい可能性が広がるかもしれません。

はじめてのレイキ

「はじめて受けたレイキ・ヒーリングで人生が変わった」という人もいますが、誰もが必ずこのような経験をするというわけではありません。「なんとも言えない間隔に戸惑った」「心が落ち着いた」「元気になった」「楽しくなった」など、感想は人それぞれです。レイキの力で心の奥にずっと眠っていた感情が解き放たれることもあり、急に泣き出して、そのあとすっかり生まれ変わったような気分になる人もいます。レイキ・エネルギーは人をリラックスさせ、癒すものですので、最初の体験がどんなものであっても心配する必要はありません。すべて、あなたが前向きな心の旅に1歩踏み出した証拠なのですから。

深いリラクセーション
レイキのあとは
眠くなるという人がたくさんいます。

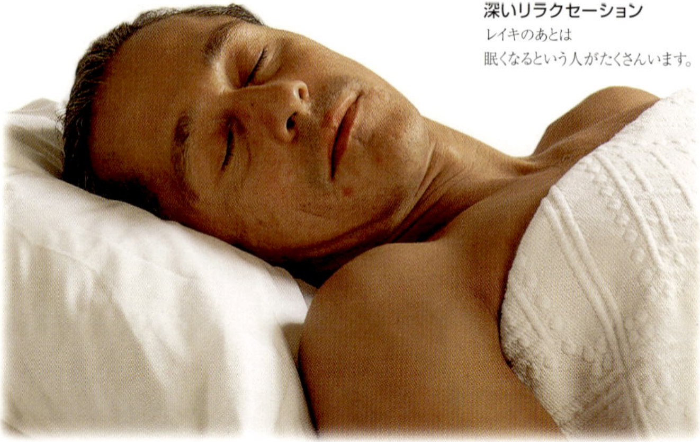

意識の目覚め

レイキを受けると、
体がレイキ・エネルギーに共鳴して、
新たな意識が
目覚めることがあります。

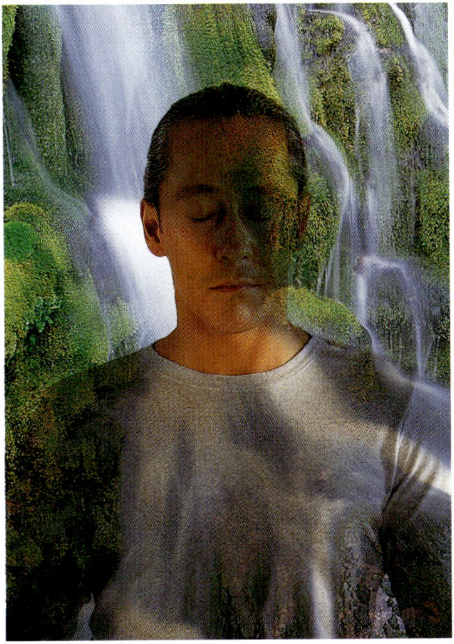

デイビッド（男性・61歳）の場合

デイビッドは、持病の腰痛のためにレイキ・ヒーリングを受けはじめましたが、レイキは彼の感情面にも大きな影響を与えました。腰の痛みがとても激しくて施術台に横になることもできなかったデイビッドは、座位でレイキ・ヒーリングを受けることになりました。

ヒーリングがはじまって5分ほどすると、デイビッドの体が震えはじめ、それから彼は40分間むせび泣き続けました。レイキ・セラピストは静かに語りかけると、施術を続け、それが終わると、デイビッドは「今まで40年間ずっと胸の苦痛を吐き出すのを待っていたような気がする」と、セラピストに打ち明けました。

レイキ・ヒーリングの回を重ねると、デイビッドが施術中に涙を流すことは少なくなってきました。今では以前より若く見え、肩の力も抜けているようです。「はっきりとした人生観を持てるようになってきた」とデイビッドは言います。もちろん、腰の具合もよくなってきています。

はじめてのレイキ体験で出る症状

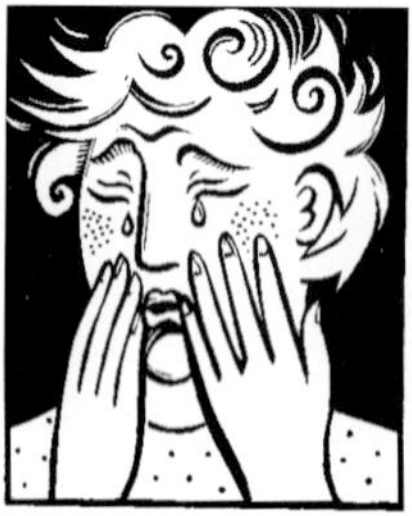

あふれ出す感情

レイキ・ヒーリングをはじめて体験したあとは、悲しくなったり、ぼうっとしたり、とても楽しくなったり、ほっとしたり…と、人によって感情面に影響が出ることがあります。

はじめてレイキを体験すると、受け手にある種の反応や症状が出ることがあります。人によって施術中に出ることもあれば、数時間後、数日後になってやっと出てくることもあります。しかし、これは特に変わったことではありません。反応の内容は人それぞれ違っていて、なかには落ち込んだり、いらいらしたり、涙もろくなったり、と特定の感情が激しく噴き出してくる人もいます。一方、体に変化が現れる人もいて、その例としては、急に顔がほてったりする「ホットフラッシュ」や、吐き気や、頭痛などが挙げられます。しかし、このような反応はどれも一般的によく見られるもので、すぐに消えてなくなる場合がほとんどです。

レイキには体内の機能を調整する力もあり、それまでよりトイレが近くなったり、便意が規則正しくなったりすることがあります。どちらも望ましい兆候で、体内のエネルギーの流れが活発になったことを示しています。また、何年も不眠症に悩んでいた人が、よく眠れるようになったという例もあります。

治癒反応（好転反応）

レイキ・ヒーリングを受けたあと、「治癒反応（好転反応）」が出る人もいます。悩んでいた症状が、一時的にひどくなるのです。

しかし、この治癒反応も比較的短い時間で消えるのが普通です。阻害されたエネルギーの流れを改善して、体を調整しなおしているために起こるものだと考えてください。治癒反応が出ている間は不安でつらいかもしれませんが、数時間後か、長くても翌日には落ち着きます。セッション（施術）のあとに少し時間を取って、静かな場所でリラックスすることが大切なのには、こうした理由もあるのです。

心と体のバランスをとる

レイキ・ヒーリング中、またはそのあとに、心が開放され、落ち着いた穏やかな気分になる人は多いようです。この感覚は、よく「やっと自分自身を完全に理解した感じ」とか「心と体がバランスよく一体化した感じ」という風に表現されます。

ジリー（女性・40歳）の場合

ジャーナリストのジリーは「過敏性腸症候群」に悩み、レイキ・ヒーリングを受けはじめました。

初回のセッション（施術）では、とても気持ちがリラックスしたものの、体のほうは逆に調子が悪くなり、セッション終了後にはひどい悪寒を感じるほどでした。過敏性腸症候群は1週間ほど悪化した状態が続き、その後少しましになりましたが、以前の調子にまで戻るのには全部で3週間かかりました。しかし、そこからジリーの体調はどんどんよくなりはじめ、腰や背中のこわばりもやわらいでいったのです。また、人生について落ち着いて考えられるようにもなり、つらいことがあってもがんばって乗り切れるようになりました。ジリーは今、「何か」に支えられて生きているような気がすると言います。そして、その「何か」とはきっとレイキに違いない、と彼女は信じています。

心をオープンにする

レイキ・ヒーリングを受けるときは、心をオープンに構えておくのが大切です。「自分の知らないことはまだまだたくさんある」という事実に気づくことこそが、成長への第1歩なのです。

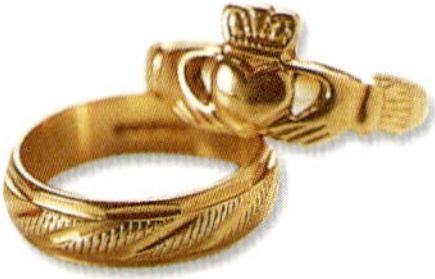

長いつきあい

定期的にレイキ・ヒーリングを受けようと決心すると、
それがレイキとの長いつきあいのはじまりになるかもしれません。
レイキ・マスターになって、レイキと一生つきあっていく人もいます。

レイキのために時間を割く

忙しい毎日にレイキ・ヒーリングを組み込むのは簡単なことではありません。その分自由に使える時間が減るばかりか、本来なら自分で片づけるはずの用事を家族や友人に頼まなければならなくなったりする可能性も出てきます。しかし、レイキ・ヒーリングの効果を最大限に享受したいのなら、きちんと定期的に受けることをお勧めします。気づいたときにたまに受けるというのでも効果はありますが、定期的に続けるほうが高い効果を得られます。あなたのレイキ・セラピストは週に1回のセッション(施術)を勧めるかもしれません。特に最初の2、3回はそのくらいの間隔で受けるのが望ましいでしょう。

レイキのコスト

レイキ・ヒーリングの値段はさまざまです。困っている人には安い値段で施術を行うセラピストもいますが、やはり定期的に受け続ける場合には、まとまった資金が必要になってきます。あなたの人生のなかで、レイキ・ヒーリングは優先順位のどのあたりに来るのかを1度じっくりと考えてみましょう。「今、本当に車や洗濯機を買い替える必要はあるのか?」「その分の資金をレイキ・ヒーリングに回したほうが価値があるのではないだろうか?」と自問してみるのもいいかもしれません。

癒しの道

せわしなくストレスだらけの現代社会で、レイキ・ヒーリングを受けるために時間を割くのは大変ですが、人を深くリラックスさせて癒すレイキの力には、それだけの価値があります。

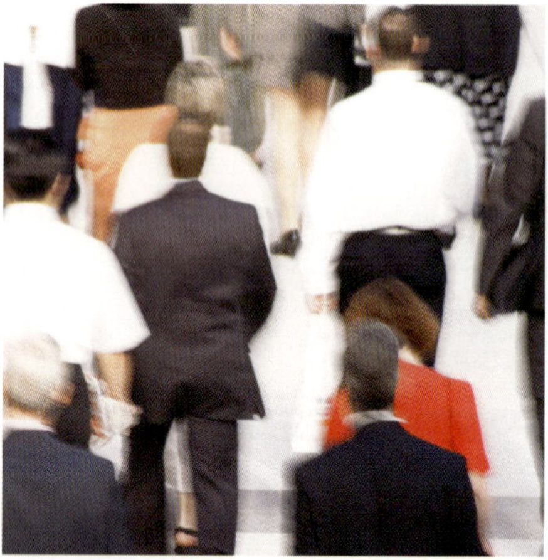

毎日を楽しく

定期的にレイキ・ヒーリングを
受けていると、日々、
人生のよろこびが増していきます。

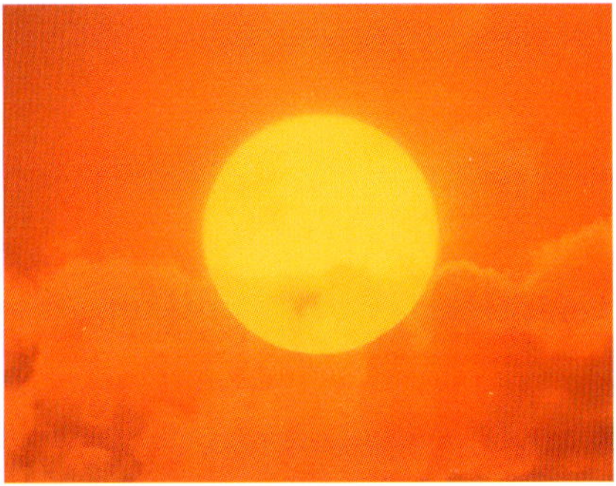

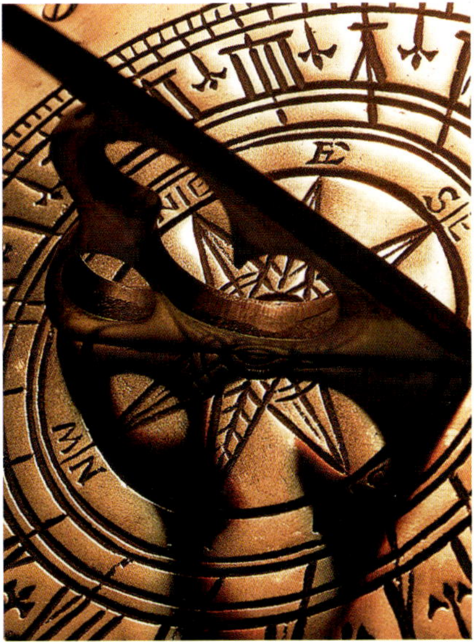

時間

レイキ・ヒーリングに
割く時間などこれっぽっちも
ないと思っていても、
がんばって受ければ、
レイキの力が優先事項を
決める手助けをしてくれ、
時間を有効活用
できるようになります。

定期的なレイキ・ヒーリングで現れてくる変化

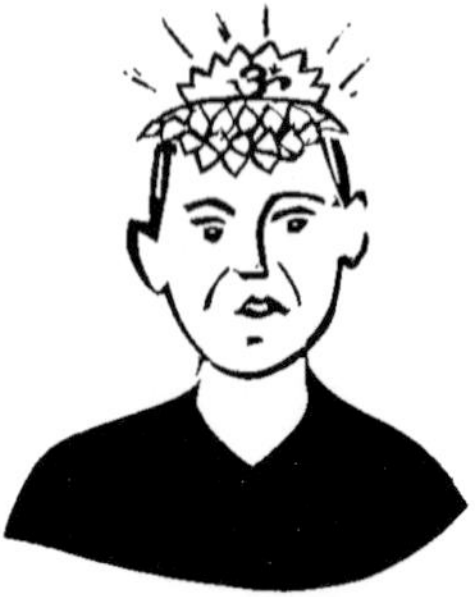

研ぎ澄まされる感覚
レイキの力はあなたの直感を研ぎ澄まし、
感情を豊かにし、まわりの人々に対する
寛容さを与えてくれます。

定期的にレイキ・ヒーリングを受けていると、あなたの人生に対する考え方が大きく変わってくることに気づくかもしれません。レイキ・セラピストによれば、レイキ・ヒーリングを継続して受けていると、明確な人生観が持てるようになったり、肩の力を抜いた人間関係が築けるようになったりすると言います。

実際に、定期的なレイキ・ヒーリングを受けている人のなかには、宇宙への信頼感が高まり、人間関係から得るものも多くなり、同時に体の調子や生活も満足のいく状態になってきたと感じている人も多いようです。

直感

レイキの旅を続けていると、いろんなことを敏感に感じとれるようになります。特に、五感（視覚、味覚、嗅覚、触覚、聴覚）が研ぎ澄まされていくのを実感している人は多く、これまでより色がはっきり見えたり、音や味や匂いを強く感じたりするようになることもあるようです。

直感は「第六感」とも呼ばれますが、これも定期的にレイキ・ヒーリングを受けていると強くなると言われています。相手が黙っていても、何を言おうとしているのか敏感に感じ取ることができたりするのです。

しかし、このような変化はいつもよろこんで受け入れられるものだとは限りません。敏感になればなるほど、同時に傷つきやすくもなるからです。毎日、少しでも時間を取って、自分に起こっている変化と向きあい、それをしっかりと咀嚼《そしゃく》していく努力が大切です。

意思決定

直感が鋭くなると、意思決定が楽になり、それと同時に、自分の内なる声を迷いなく信じることができるようにもなります。つまり、「自分は正しい決定をしているんだ」と自信を持てるようになるのです。レイキは宇宙への信頼感を強めますので、さまざまな迷いが減る分、リラックスした状態で、プラスの結果を出す努力ができるようになります。

精神的な成長

自分の内なる声に確信が持てるようになると、人生観も明確になり、さまざまな形で精神的な成長をとげることができます。

自分の行動がどういう結果をもたらすのか、というようなことが今までよりはっきりと見えるようになり、それに合わせて責任感も強くなります。誠実に、自信を持って行動しましょう。

必要なものを得る

レイキの効果は、受け手の心がどれだけオープンになっているか、また、そのときに何を必要としているのかということによって、それぞれ違ってきます。

レイキを学ぶ方法

レイキ・ヒーリングのテクニックは、レイキ・マスターが週末などに開いているセミナーを受講して学びます。レイキを学びたいと思うときは、その人がもっともリラクセーションや癒しを必要としているときだと言われています。そうした時期に、自然にひきつけられるようにして、みな学びに来るのです。ただ、どういうきっかけでレイキと出会うにしろ、レイキを通した探求と発見の旅は、誰にとっても長く続く道となります。しかし同時に、レイキはそれだけの努力をする価値も秘めています。最初の1歩を踏み出したときから、私たちは日々、何かを学び続けるのです。

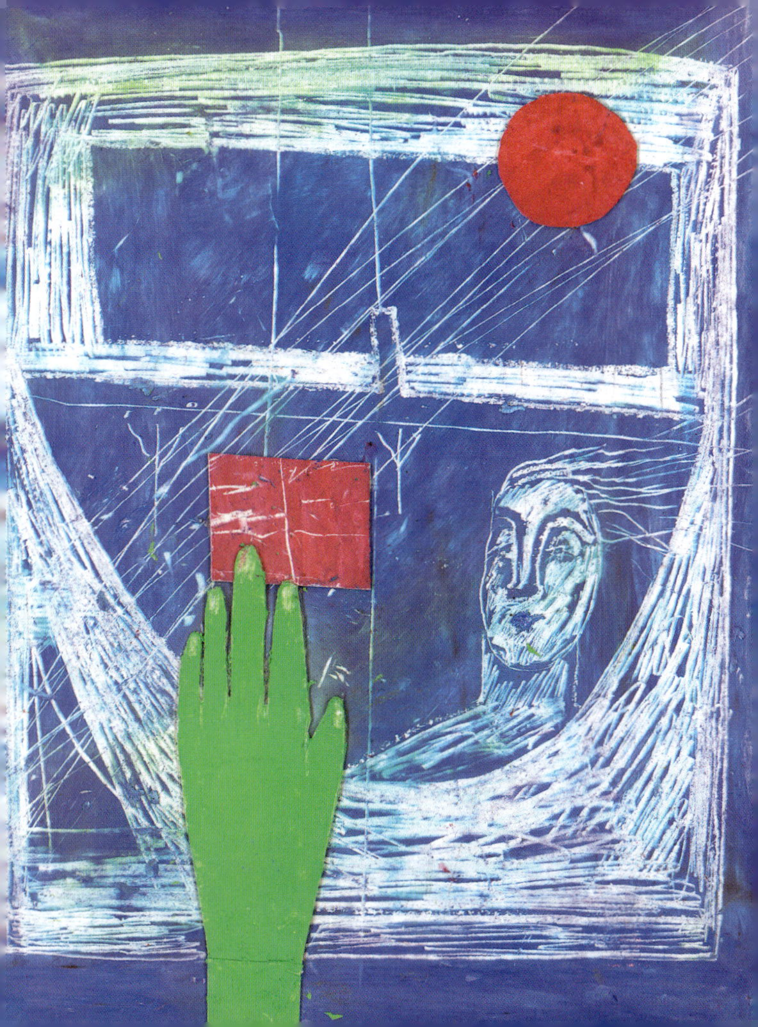

レイキ・セミナーの探し方

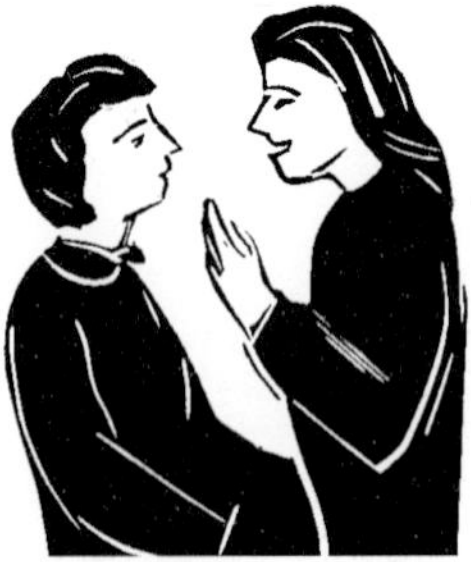

あなたのレイキ・セラピストにたずねてみる
レイキ・ヒーリングのセミナーを探すときは、信頼のおける人から直接薦めてもらうのが理想的です。

レイキ・マスターのなかにはレベル1から3までを1回の週末コースで教える人もいます。しかし、ほとんどのレイキ・マスターは、たったそれだけの時間ではレイキ・エネルギーが参加者の体のなかに落ち着き、ヒーリング力が高まり、さらにレイキへの理解を深めるのには十分ではないと考えています。

急いで学んだからといって、それだけ早くテクニックが身につくわけではありませんし、ヒーリング力が高まるわけでもありません。それればかりか、参加者に強い治癒反応が出て、必要のない混乱を招く可能性さえあります。

どこを探すか

もし、あなたが現在レイキ・ヒーリングを受けていて、そのセラピストといい関係を築けているのなら、テクニックを学ぶセミナーについてはその人にたずねてみるのが一番です。もしかすると、そのセラピスト自身がセミナーを開講している場合もあるかもしれませんし、そうでなければ、信頼できるほかのレイキ・マスターを紹介してくれるでしょう。以前にレイキを学んだことのある友人にたずねてみるのもいい方法です。プロのレイキ協会から、近隣でセミナーを開いているレイキ・マスターを紹介してもらうこともできます。協会のなかには、独自の講義資格を認定しているところもあります。

レイキ・マスターの支え

レイキを学んでいくなかで、あなたの人生に起こる変化はとても力強いものですが、経験を積んだレイキ・マスターなら的確なアドバイスであなたを支えてくれるはずです。セミナーの受講を決める前には、担当となるレイキ・マスターの経験年数、人柄、献身度、などを確認してください。また、セミナーの構成、参加者の数、まわりの環境なども忘れずにチェックしておきましょう。

セミナー選びのためのチェックリスト

セミナーに参加する前に、担当のレイキ・マスターに以下の質問をしてみましょう。

- セミナーの参加者は何人くらいですか？
- 教室はどこにありますか？
- 各講義は何分程度ですか？
- どのレベルを教えていますか？
- レイキ・ヒーリングや講義の経験は何年ありますか？
- プロのレイキ協会のメンバーですか？
- あなたのレイキ・マスターは誰ですか？　そのレイキ・マスターは誰から教わったのですか？　(レイキ・マスターが自分の系図をきちんと把握しているかどうか確認しましょう)

レイキ・マスターの資質

以下は、レイキ・マスターに求められる資質の例です。

- 個人的に波長が合うかどうか
- コミュニケーション能力が高いどうか
- 守秘義務を守っているかどうか
- プロ意識があるかどうか
- やる気があるかどうか
- 暖かさがあるかどうか
- 明るい性格かどうか

何を学ぶか

レイキ・セミナーの内容は、教えているレイキ・マスターによってさまざまです。形式ばらない雰囲気のセミナーが多く、たいていはレイキの歴史や伝統、レイキの働きとその効果など、論理と実践の両方がバランスよく組み込まれています。参加者はみな「アチューンメント」(p.72-73を参照)を受け、レイキ・エネルギーの詳しい使い方を学びます。また、各レベルのレイキを学ぶと、あなたの生活や人生にどのような変化があらわれるのかについても説明を受けます。

経験を分かち合う

1クラスの参加者は多くて12人程度の場合がほとんどです。セミナーが進むなかで、各参加者がレイキに対するそれぞれの反応や経験を分かち合えば、テクニックの習得にプラスとなります。

講義のほとんどは口頭で伝えられます。

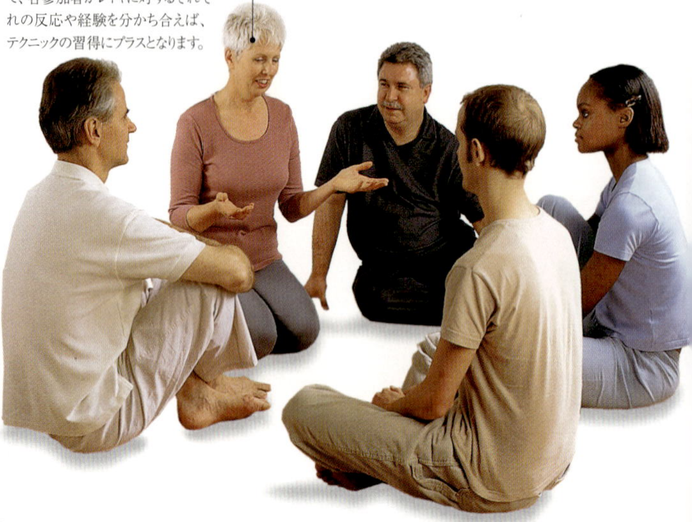

目を閉じてエネルギーの
流れを感じます。

両手に全神経を
集中しましょう。

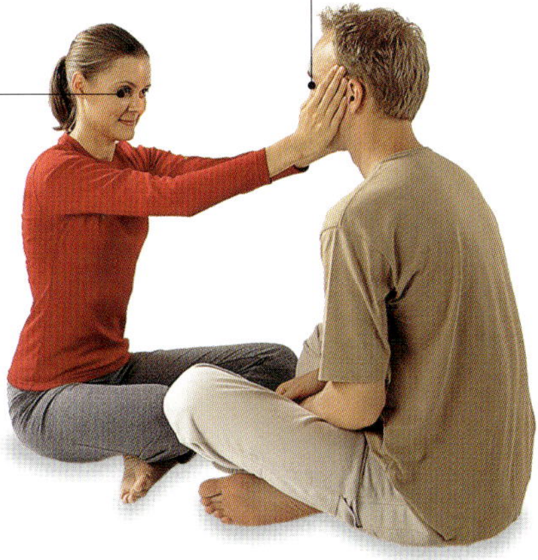

ヒーリング・テクニックを学ぶ

セミナーのなかでも、レイキ・エネルギーを使って人を癒すテクニックを学ぶのは、重要な部分を占めています。

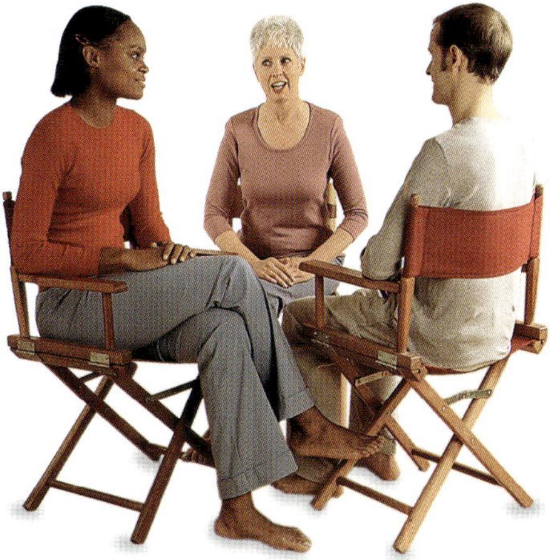

じっくりと話をする

レイキ・マスターの多くは、セミナーのなかに自己開発のエクササイズを取り入れています。これは参加者が、レイキ・マスターやほかの参加者に対する信頼感を強めるのに役立ちます。レイキ・マスターは通常、参加者からの質問を受け付ける時間をたっぷりと取っています。

アチューンメント

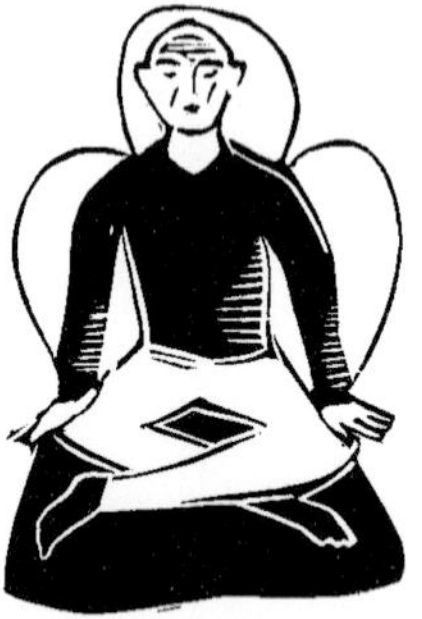

心のドアを開ける
アチューンメントを受けると、
レイキ・エネルギーにアクセスすることが
できるようになります。

「アチューンメント」とは、参加者の体内のエネルギーの流れを調整し、身の回りに無限に存在するレイキ・エネルギーとのアクセスを可能にするためのイニシエーション（儀式）です。レイキ・マスターは参加者にひとりひとりアチューンメントを行いますが、そのときには臼井先生が発見した神聖なシンボル（p.28-29を参照）と、そのシンボルを象徴するマントラ（エネルギーに波動を起こす、ある種のことば）を使います。

レイキ・マスターがアチューンメントを行っている間、参加者は普通、座って目を閉じています。レイキ・マスターは、静かにマントラを唱えながらシンボルを呼び起こし、体のなかのエネルギー・センターである7つのチャクラ（p.18-19を参照）に働きかけます。これはレイキ・エネルギーに波動を起こすためのもので、それによってチャクラのバランスが整い、体内のエネルギーの流れが調整されていくのだと言われています。

レイキのヒーリング・エネルギーは私たちのまわりのどこにでも存在しているため、誰でももともとレイキとつながっているのです。アチューンメントはこのつながりを強め、宇宙の生命エネルギーであるレイキと永久にアクセスし続けることができるようにしてくれます。

神聖な儀式

アチューンメントは、レイキを学ぶ上での大切な通過儀礼でもあり、レイキ・マスターと各参加者との間で交わされる神聖な儀式だと考えられています。

アチューンメントを受けたときの感じ方は、参加者によって違い、穏やかな気持ちになったり、楽しくなったり、いろんな色の光が見えたり、開放感を味わったり、気分が爽快になったり、リラックスしたりとさまざまです。このアチューンメントはレイキ・ヒーリングに欠かせない要素の1つであり、ほかのヒーリング療法と一線を画する重要なポイントでもあります。

アチューンメントの効果

アチューンメントは、レベル1(ファースト・ディグリー)では4回、レベル2(セカンド・ディグリー)では1回、レベル3(サード/マスター・ディグリー①)では1回受けます。それぞれ段階的に高次の意識レベルへと働きかけていきます。

初回のアチューンメントは参加者の肉体にも働きかけるもので、これを受けると、レイキのヒーリング・エネルギーがその人の頭の先から胸へ、さらに太陽神経叢《そう》へと流れ込み、最後に両手から出て行きます。これでその参加者は、自分やほかの人に対してレイキを使うことができるようになるのです。さらに高度なアチューンメントは、情緒や意識のレベルに働きかけます。どのレベルのアチューンメントも、参加者に心と体の調和をもたらしてくれます。

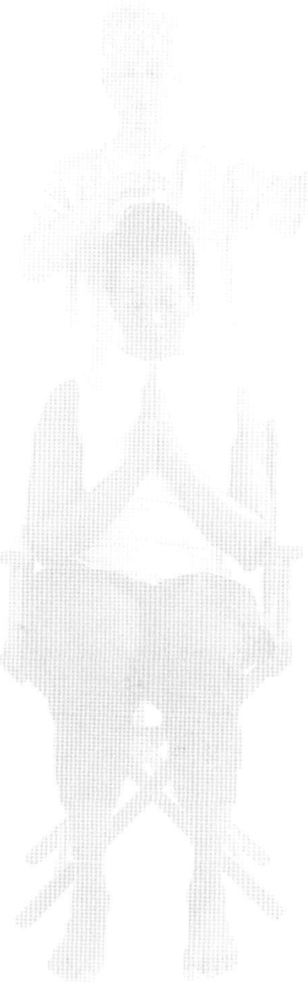

真実のはじまり

最初のドアが開き、また次のドアが、そしてまた次…。こうして悟りの旅は続いていくのです。

レベル1（ファースト・ディグリー）

このレベルでは4回のアチューンメントを含め、レイキ・ヒーリングの基本テクニックを学びます。特に焦点が置かれるのは、参加者のヒーリング力を高めて自己ヒーリングを行うことですが、そのほかにも家族や友人などに行う他者ヒーリングのテクニックも学びます。ただし、レイキ・セラピストになるには、このレベルだけではテクニックも経験も十分ではありません。

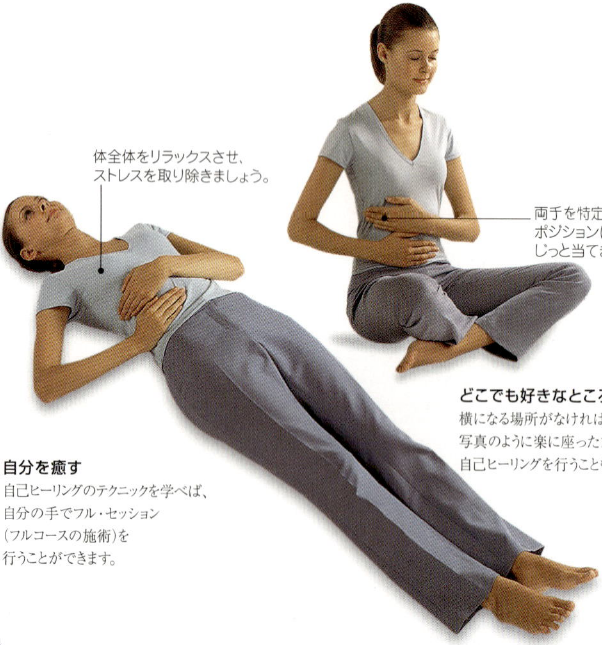

体全体をリラックスさせ、
ストレスを取り除きましょう。
両手を特定のハンド・
ポジションに2分間
じっと当てます。

どこでも好きなところで
横になる場所がなければ、写真のように楽に座ったままで自己ヒーリングを行うこともできます。

自分を癒す
自己ヒーリングのテクニックを学べば、自分の手でフル・セッション（フルコースの施術）を行うことができます。

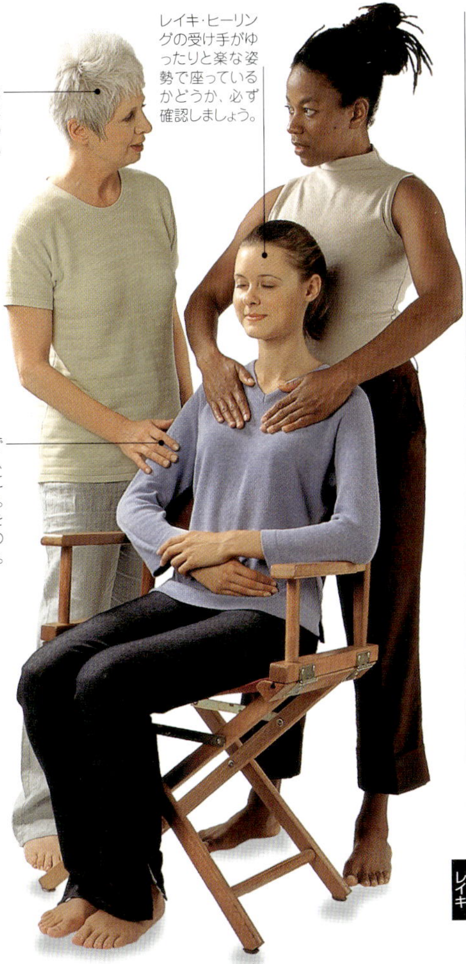
レイキ・マスターはレイキ・ヒーリングに関するどんな疑問にも答えてくれます。
レイキ・ヒーリングで大切なのは、ヒーリングの受け手に両手で触れることです。これは、受け手の気持ちをリラックスさせるための手段としても使われます。

ほかの参加者と一緒に

セミナーは、自己ヒーリングはもちろん、他者ヒーリングを実践する絶好の練習場でもあります。みずからレイキ・ヒーリングのパワーを実感し、お互いを癒し合って、レイキの恵みをしっかりと享受しましょう。

レベル1（ファースト・ディグリー）——癒しを学ぶ

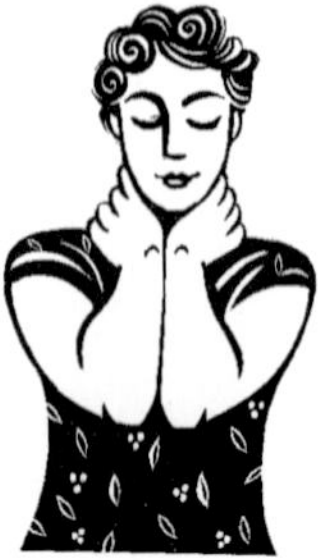

宇宙の生命エネルギー
レベル1（ファースト・ディグリー）の
アチューンメントを受けると、あなたの体内で、
宇宙の生命エネルギーを受け入れる扉が開きます。

レベル1（ファースト・ディグリー）は通常、1回の週末コースで学びます。レイキの歴史や論理とともに、自己ヒーリングや他者ヒーリングの基本テクニックを修得しましょう。

参加者は4回のアチューンメントを受け、宇宙の生命エネルギーであるレイキとのつながりを強めます。このアチューンメントはレイキのセミナーには欠かせないもので、これを受けることではじめて、参加者自身もレイキ・エネルギーを使って癒しを行えるようになるのです。

アチューンメント

レベル1で受ける4回のアチューンメントで、参加者の体のなかのレイキ・エネルギーが呼び覚まされ、さらに強化されます。エネルギーの全体量も増え、全身を滞りなくレイキが流れるようになります。このアチューンメントでは、体の上部に位置する4つのチャクラ——頭頂のチャクラ（7）、第三の眼のチャクラ（6）、喉のチャクラ（5）、心臓のチャクラ（4）——に集中的に働きかけます。参加者の体を、レイキ・エネルギーを吸収しやすいオープンな状態にし、吸収したそのエネルギーを自由に使えるようにするのがアチューンメントの主な目的です。

レイキ・マスターは、4回のアチューンメントの間隔をなるべく空けるようにしています。2日間の週末コースでは、半日に1回づつという場合が多いようです。これは、各参加者に、今学んでいることや体験していることを、その都度しっかりと理解して自分のものにしてもらう時間を取るためです。

実践と共有

セミナーでは、自己認識や参加者同士の共有体験にも焦点が置かれます。これは参加者同士のコミュニケーションを深め、緊張感を解くためのものです。参加者は自分や人にフル・セッション(フルコースの施術)を行うテクニックを学び、実践して、正しい手の触れ方や各ハンド・ポジションを習得していきます。レイキ・マスターはレイキ・ヒーリングを行うときのエチケットについても説明し、人にヒーリングを行うことに対する責任感をしっかりと持ってもらうように参加者を導いていきます(p.90-141「レイキ・ヒーリングを行う」の章を参照)。

アチューンメントの効果

セミナーでは、アチューンメントを受けたあとに起こるさまざまな変化についても学びます。レイキ・マスターの多くは、アチューンメントを受けた直後の21日間が特に大切だと言います。あなたもこの期間に大きな人生の変化を体験するかもしれません。なかには風邪《かぜ》のような症状が出る人もいますが、これは治癒反応に似た一種の浄化プロセスだと考えられています。この時期にはアルコールの摂取や激しい運動は避けたほうがいいでしょう。

アチューンメントのあとで自己ヒーリングや他者ヒーリングを行うと、参加者の多くは自分の手が熱くなっていくのを感じます。両手が脈打つような感じがする場合もありますが、こうした症状が出るのは、あなたの体のなかをレイキ・エネルギーが流れている証拠です。

あなたのエネルギー

アチューンメントを受けたあとは、あなたの体内でレイキ・エネルギーの強さや流れに魔法のような変化が起こります。

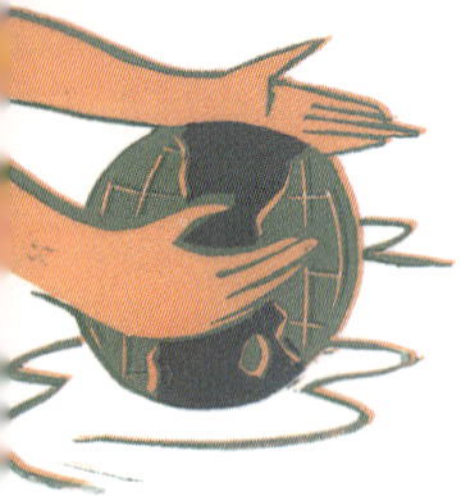

世界中どこへでも
愛にあふれた癒しのレイキ・エネルギーは、世界中どこへでも送ることができます。

レベル2(セカンド・ディグリー)

レベル2(セカンド・ディグリー)の基本は「遠隔ヒーリング」です。これは、レイキ・エネルギーをその場にいない人やものに送って癒すテクニックで、大変な集中力が要求されます。レイキ・セラピスト(p.194-197を参照)になるためには、このレベルの習得も欠かせません。通常、レベル1(ファースト・ディグリー)終了後は、そのまますぐレベル2に進むのではなく、何ヶ月か間を空けることをお薦めしています。

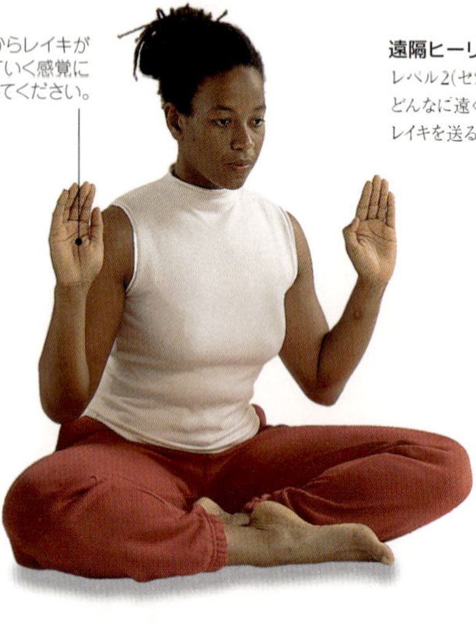
両手からレイキが
流れ出ていく感覚に
神経を集中してください。

遠隔ヒーリング
レベル2(セカンド・ディグリー)では、どんなに遠くにいても、親しい人にレイキを送るテクニックを学びます。

愛する人の写真を眺めれば、
その人が近くにいるような
気がします。

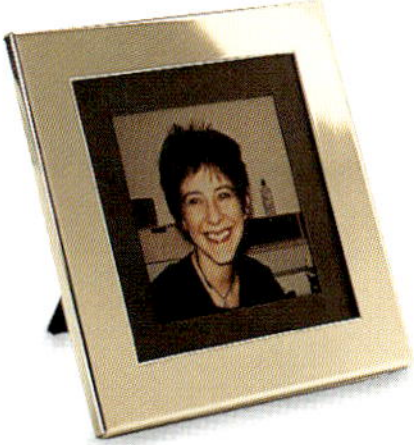

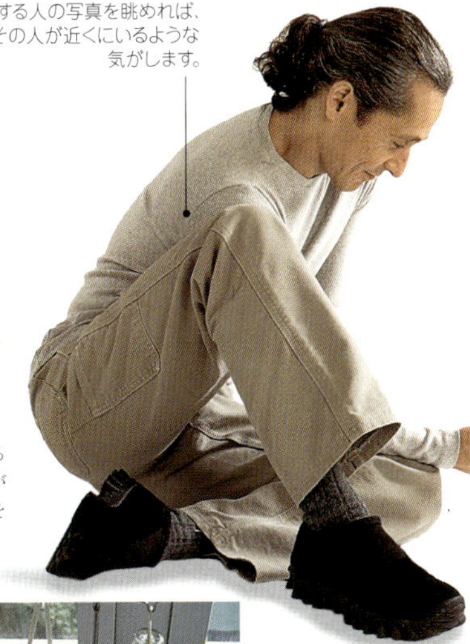

そばにいてほしい

遠くにいる大切な人にレイキを送る場合は、その人の写真を眺めながら行うと、さらに深い癒しの実感を得ることができるでしょう。

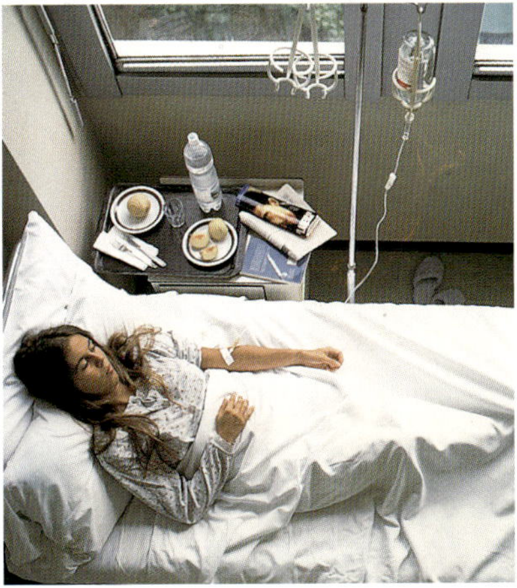

愛はどこまでも

レイキ・ヒーリングが必要なときは、どこにいても受けられます。レイキの送り手が、たとえどんなに遠く離れていても。

レベル2(セカンド・ディグリー)──さらに深い癒しを学ぶ

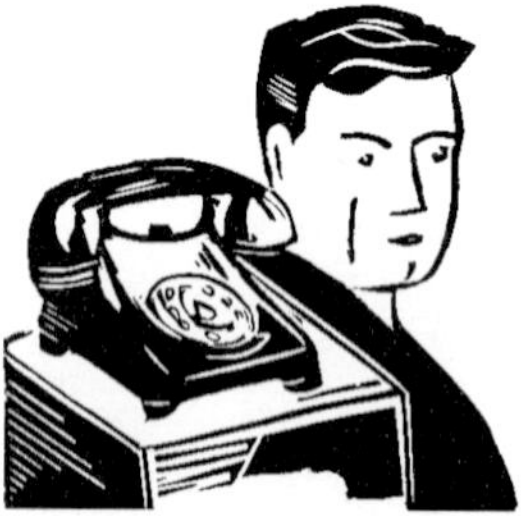

離れていても
遠隔ヒーリングのテクニックを身につけていれば、
愛する人が世界中のどこにいようと、
2人の間に直通電話がいつも
つながっているようなものです。

レベル2(セカンド・ディグリー)はレベル1(ファースト・ディグリー)と同じく、通常は2日間の週末コースが開かれています。ここでも講義のほとんどは口頭で伝えられ、参加者は3つのシンボルについて学び、それを使ってヒーリングを行います。

このレベルのアチューンメントは1回だけで、レイキ・マスターが参加者ひとりひとりに行います。今回のアチューンメントの目的は、レイキ・エネルギーへのアクセス、シンボルの意味の理解、ヒーリング力の強化です。

聖なるシンボル

レイキのシンボルは神聖なもので、関係者以外には一切公表されていません。レベル2のクラスでアチューンメントを受け、レイキ・エネルギーが強化された人にのみ紹介されます。

レベル1(ファースト・ディグリー)から レベル2(セカンド・ディグリー)へ

自己認識のエクササイズや参加者同士の共有体験は、このセミナーで重要な役割を果たしています。レベル1(ファースト・ディグリー)からレベル2(セカンド・ディグリー)へ進む前に少し期間を空けるのが好ましい理由を討議するのは、その過程で非常に大事なことです。通常は、十分にアチューンメントの効果が体になじみ、レベル1の内容とテクニックを自分でしっかりと説明できるようになったら、次のレベル2のアチューンメントを受ける準備が整ったと考えていいでしょう。

レベル1は肉体に働きかけますが、レベル2は情緒や意識のレベルに働きかけます。このレベル2では、他者ヒーリングのテクニックと、ヒーリングを受けた人々が長い間鬱積《うっせき》していた感情を解き放つ様子にどう対応すればいいのかを学びます。また、グループ・ヒーリングや遠隔ヒーリングのテクニックも教わります。これにより、その場にいない人やもの、さらには状況、旅、人間関係など形のないものにもレイキ・エネルギーを送ることができるようになります（p.180-183を参照）。

ジャン（女性・38歳）の場合

ジャンはレベル2（セカンド・ディグリー）のセミナーを受講した直後に海外支社へ転勤になりました。

何か問題があっても、遠く離れて助けを求めに来れない家族や親戚のため、ジャンは遠隔ヒーリングを行うようになりました。遠隔ヒーリングそのものは不思議な体験でしたが、これにより、ジャンは「距離」という一見乗り越えがたい障害に立ち向かう方法を学んだのです。遠くにいる人たちのことをただ心配するのではなく、その代わりにレイキを送ることに神経を集中すると、目的意識を失っていた若い親戚がやる気にあふれ出したり、義妹と仲たがいしていたいとこが急にその義妹に電話をかけて様子をたずねてみたり、ということが起こったのです。これはたんなる偶然でしょうか？　ジャンは、どれもレイキが持つポジティブなエネルギーのおかげだと考えています。

聖なる道

いい先生はみな、健全な自尊心を持って誠実に行動している生徒が道に迷わないよう、よろこんで援助の手を差し伸べます。

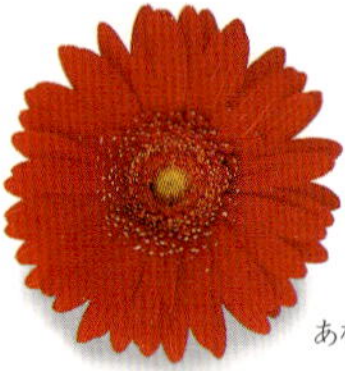

感性を磨く

レベルが上がってレイキとの
つながりが強まるのにしたがい、
自分を取り巻く世界とのつながりも強まって、
あなたの感性は磨かれていくのです。

レベル3（サード／マスター・ディグリー①）

レベル3（サード／マスター・ディグリー①）は、レイキ・ヒーリングを人生のなかにしっかりと組み込み、人を癒したり癒されたりしながらレイキと生涯たずさわっていこうと決意を固めた人のためのものです。そのため、このレベル3のセミナーを受けるには、宇宙の生命エネルギーを深く信じ、精神的な成熟のためにレイキに身をささげていく強い覚悟と使命感が求められます。このレベルもアチューンメントは1回だけで、参加者はレイキ・マスターからひとりひとり直接このイニシエーションを受けます。

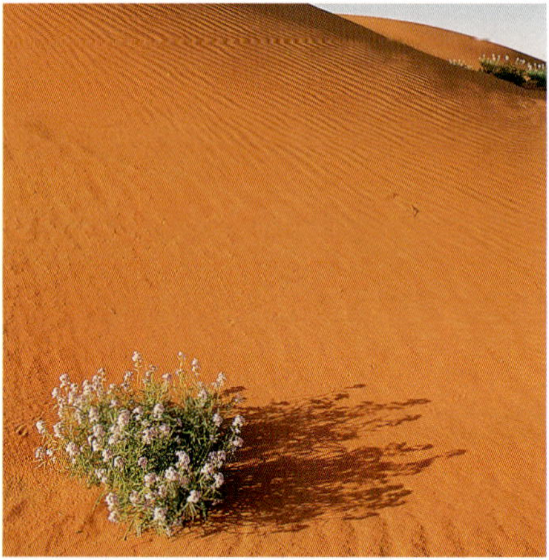

砂漠に咲く花

砂漠のような不毛の地でも、
必要な状況さえ整っていれば
花が咲きます。
私たちもレイキに元気と
栄養をもらいましょう。

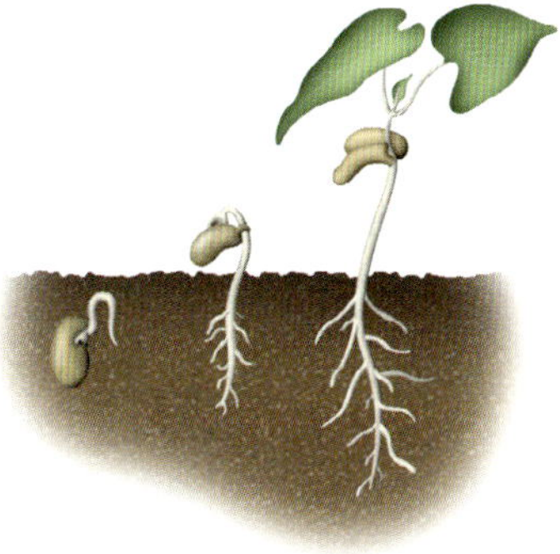

種まきから

レイキへの理解は、
草花が種から芽を出して
葉を広げていくように徐々に深まっていき、
最終的に確固たる人生の
基盤となってくれます。

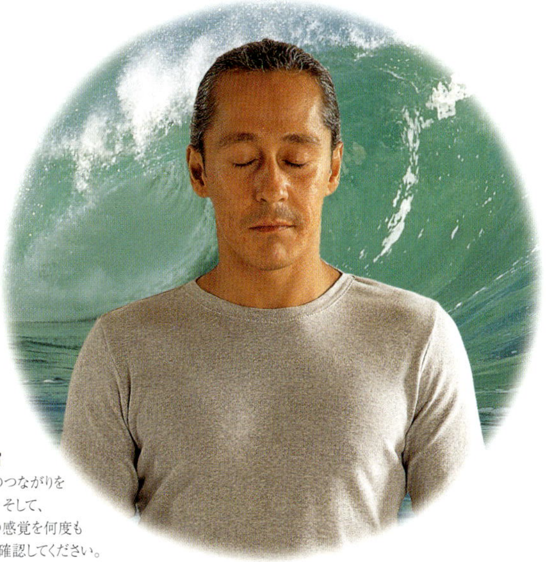

あなたと宇宙

地球や宇宙とのつながりを
感じてください。そして、
心のなかでその感覚を何度も
何度も繰り返し確認してください。

レベル3(サード/マスター・ディグリー①)—レイキ・マスターへの道

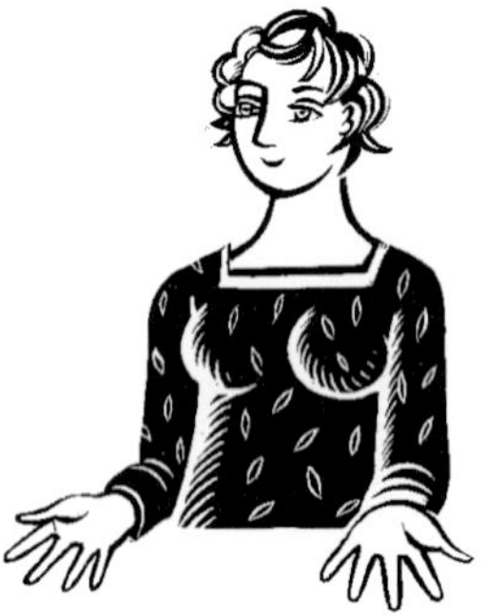

最高レベルのレイキ
レイキ・マスターになることは、
多くの人々にとって、人生のなかでも
非常に深遠で重要な意味を持ちます。

レベル3はレイキ・マスターになるための最初のステップで、次のレベル4(サード/マスター・ディグリー②)で終了します。もともとはレベル3までしかなく、今でもその3段階のシステムを使っているレイキ・マスターはいます。しかし、レベル3を2段階に分けたほうが参加者の理解を深めるのに役立つと考えているレイキ・マスターもたくさんいます。このレベル3では、各参加者の精神的な成熟に焦点を絞ります。そして、最後のレベル4でレイキの教授法と受講生へのアドバイスの方法を伝授します。

レベル3の参加者には、レベル4まで進むつもりはないという人もいますし、アチューンメントの方法やレイキ・ヒーリングの教授法を学んで、ぜひレイキ・マスターになりたいという人もいます。

トレーニング

レイキ・マスターを目指すクラスでは精神的な成熟に焦点を置きますから、通常はセミナーも1対1で行います。そのため、教える側のレイキ・マスターがあなたの都合に合わせてスケジュールを設定してくれる場合もあるでしょう。

レイキ・マスターになるには、セミナーを開いてくれているレイキ・マスターと密接な関係を築き上げ、数ヶ月や数年という単位で一緒に勉強していかなければいけません。また、それだけ長い期間かけて教えてもらうわけですから、受講生の側も全身全霊で臨む必要がありますし、費用もそれまでよりずっとかかります(p.44-45を参照)。

レイキ・マスターとしてセミナーを開く場合、少なくとも3年以上、マスターとしての経験を積んでいることが望ましいとされています。それより未熟な場合は、熱意にあふれる参加者の期待に十分に答えられない可能性もあります。

アチューンメント

レベル3ではアチューンメントを1回だけ受けます。これにより、あなたの深層意識が目覚め、自我から離れて、宇宙の生命エネルギーと完全に調和した一体感を得ることができるのです。

アチューンメントは通常1〜2日のセミナーのなかで行われます。このセミナーでは、参加者の過去のレイキ体験や、高レベルのレイキ・ヒーリングを習得したい理由などについて話し合ったり、瞑想や呼吸のエクササイズを学んだりもします。

今回のアチューンメントには、第4の神聖なシンボルとそれに付随するマントラを用い、参加者もそのマントラを学びます。これは非常に個人的な儀式ですので、参加者とレイキ・マスターとの両方に重要な意味を持つ神聖な場所を選んで行われることもあります。

稲妻

「アチューンメントを受けたときは、まるで稲妻が私の体を突き抜けていったように感じました。自分という存在のあらゆるレベルで、それを深く実感したのです」レイキ・マスター

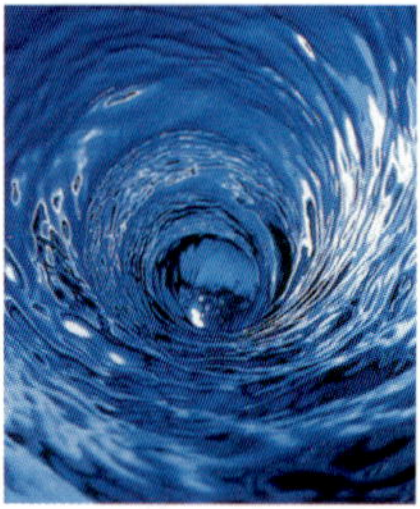

未来へ
レベル4(マスター・ディグリー)では、参加者は、自分自身の存在の核となる部分に向かって旅をはじめます。

レベル4(マスター・ディグリー)

レイキの最高レベルがこのレベル4(サード/マスター・ディグリー②)で、レイキ・マスターになるためには必ず修得しなければなりません。レベル3(サード/マスター・ディグリー①)を終えたあと、ここでレイキの教授法とアチューンメントのテクニックを学びます。決して週末の2日間で身につくようなものではなく、数ヶ月から数年かけて、あなたのレイキ・マスターと密接な信頼関係を築きながら修得することが求められます。レイキ・マスターは常に成長を続ける存在であり、レベル4を終了したばかりの人のなかには、自分たちのことを「まだ自己実現への道を歩きはじめたばかりの見習い生」だととらえている人が多いようです。

レイキ・マスター
本書の著者の1人であるアンジェラ・ロバートショーは、長年レイキ・マスターとして活躍を続けています。これまで大勢の人々を癒したことで深い充実感を得ており、レイキが自分と世界とのつながりを強めてくれていると感じています。

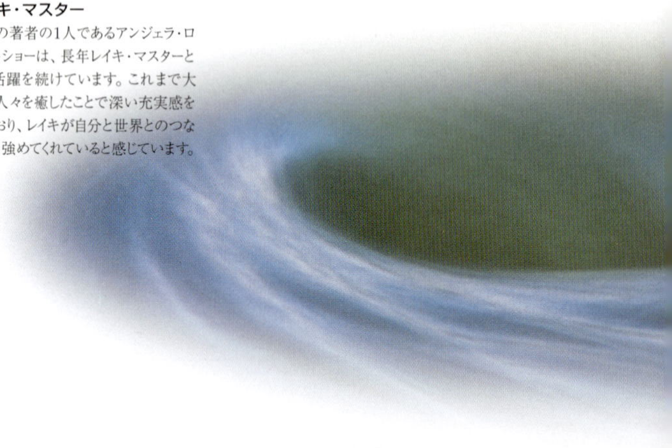

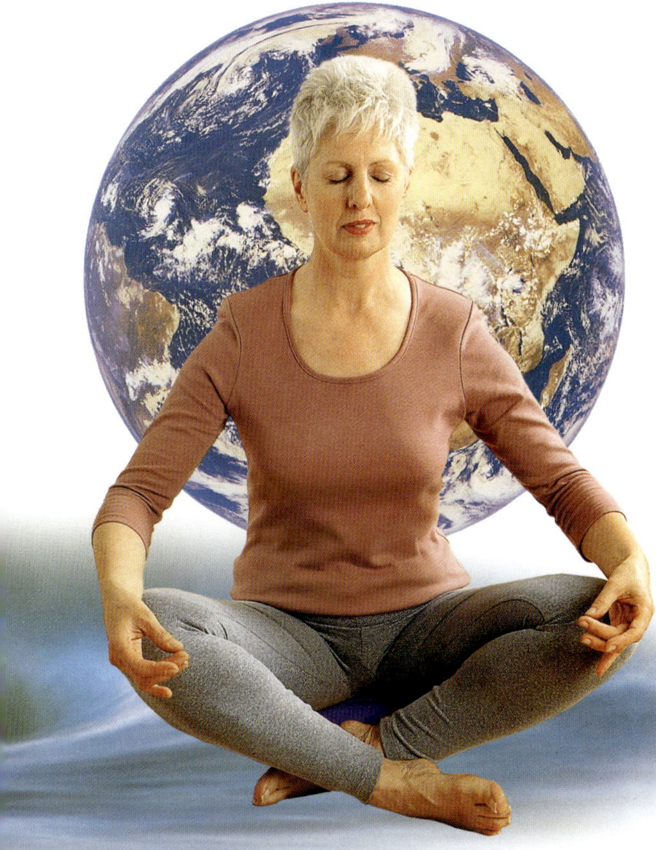

レベル4——レイキ・マスターになる

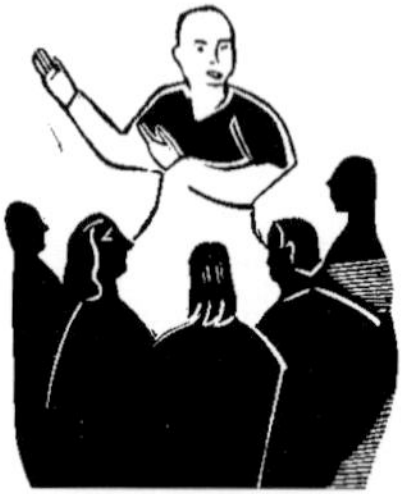

献身と思いやり
レイキ・マスターになる場合は、
何よりもまずほかの人の気持ちに敏感になり、
思いやることが大切です。

レベル4の目的はレイキ・マスターの育成です。アチューンメントはレベル3（サード／マスター・ディグリー①）まででですべて受け終わりましたので、ここでは実践的なレイキ・ヒーリングの教授法と、アチューンメントのテクニックを学びます。参加者には、アチューンメントに用いる神聖なマスター・シンボルが紹介されます。

レイキ・マスターは、レイキが自分の人生の中心になっていると言います。人にレイキ・ヒーリングを教えるには、常に強い責任感を持って謙虚な態度で臨むことが求められますし、レイキそのものに対しても参加者に対しても、尊敬の念を持たなければなりません。レイキ・マスターとして、あなたにはレイキの伝統を守っていく責任があるのです。人々があなたのアドバイスを求めてきたら、それにしっかりと応えていかなくてはなりません。そのためには相当な時間を割くことになるでしょう。レイキ・マスターにはそれだけの献身が必要なのです。

トレーニング

レベル3と同様、この最後のレベル4も1対1の個別レッスンです。師となるレイキ・マスターのそばについて、セミナーのアシスタントのような役割を果たすこともあります。

レイキ・マスターは、あまり形式ばらないで、あなたがアシスタントをしながらすべてを学べるようにしてくれるかもしれませんし、それとは別に日時を設定して、セミナーの構成方法や参加者をサポートする方法やアチューンメントのテクニックなどを教えてくれるかもしれません。もしかすると、あなたにはもともとものを教える素質があるかもしれませんが、このようしてレイキ・マスターからきちんと技術を学んでおくことは大切です。

レベル4を修了したら、師であるレイキ・マスターと相談して、自分でもセミナーを受け持つ準備をはじめます。通常は、まずそのレイキ・マスターの監督のもとでレベル1(ファースト・ディグリー)かレベル2(セカンド・ディグリー)を教え、そのあとレイキ・マスターの承認を得た上で、ひとりでセミナーを受け持つことになるでしょう。しかし、たとえ自分でセミナーを開いて教えるようになっても、師であるレイキ・マスターとの関係はその後もずっと保っていきます。

謙虚な心で

レイキ・マスターは教祖や権威者ではなく、ほかの人より偉いというわけでもありません。大切なのは、誠実に、誰にでも平等に接することです。レイキ・ヒーリングはそれを受ける人の人生観を大きく変えることもあり、施術するレイキ・マスターには重い責任感が伴います。常に謙虚さを忘れず、規律正しく行動し、心を広く持って、レイキに献身しましょう。

日々学びましょう

レイキ・マスターになるのに近道はありません。苦労してレイキへの理解を深めてこそ、信念は一層強まっていくのです。

レイキ・ヒーリングを行う

レイキ・ヒーリングは、受けるときだけでなく与えるときにも大きなよろこびを感じます。受け手の体にあなたの両手を当てると、そこにレイキ・エネルギーが激しく流れはじめ、脈打つような、熱くなるような感覚を味わうでしょう。両手だけではなく、体のほかの部分に感じる場合もあります。レイキ・ヒーリングを終えたあとは穏やかな気持ちになり、その感覚は1時間半ほど続くこともあれば、数分で消えてしまうこともあります。レイキ・ヒーリングは特定の症状を対象にするのではなく、受け手の心と体のバランスを全体的に整えるもので、レイキ・エネルギーは自然と必要なところへ向かっていきます。受け手の体に直接両手を当ててヒーリングを行うのが基本ですが、場合によっては手を触れずに行うこともあります。レイキ・ヒーリングの受け手は、靴やメガネなどははずすものの、服はすべて着たままで施術を受けます。

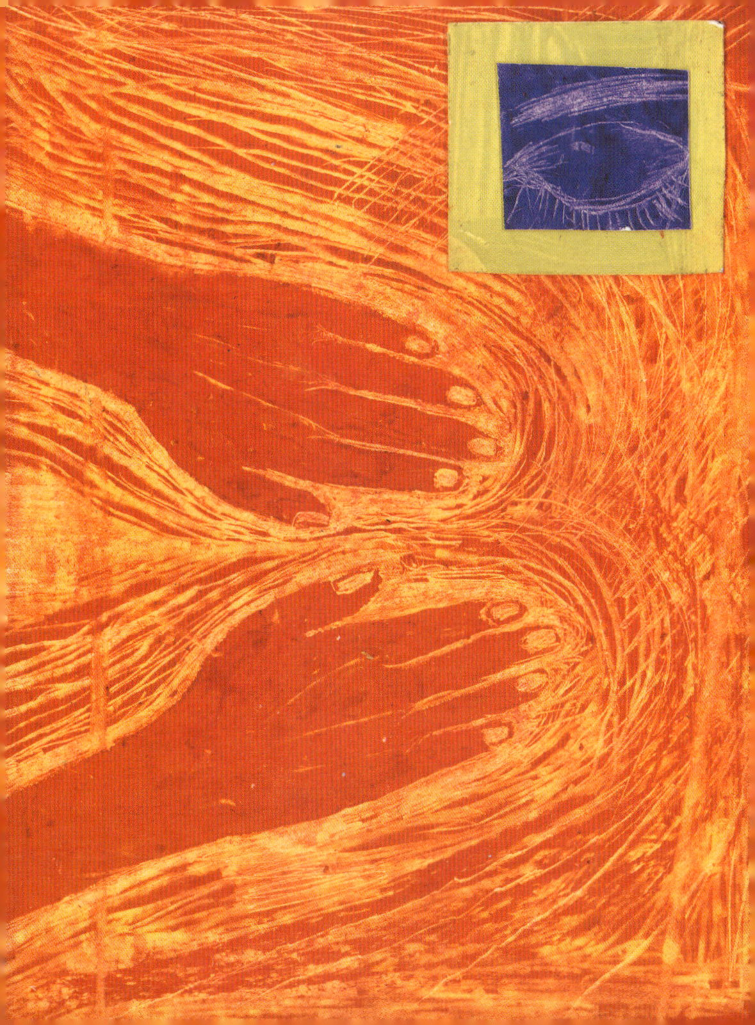

レイキのエチケット

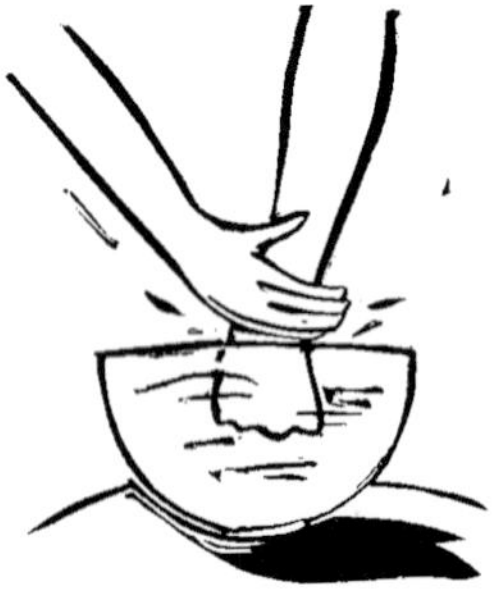

清潔を心がけましょう
手をきれいに洗い、つめは短く切りそろえ、指輪などはすべてはずして、レイキ・エネルギーが受け手にしっかりと伝わるようにしましょう。

レイキ・ヒーリングを行うときには、守らなければならないエチケットがあります。以下にそのガイドラインを示しますが、レイキ独特の慣習とされているものはほんの一部で、ほとんどはごく常識的なマナーだと考えられているものばかりです。

コミュニケーション

人にレイキ・ヒーリングを申し出る場合は、3回までにしてください。断られたら、それ以上相手をわずらわせないようにして、「必要になったら向こうから声をかけてくれる」と信じて待ちましょう。

レイキ・ヒーリングを行う場合は、直接手を当てる方法と当てない方法とのどちらを望んでいるのか、また痛いところがないかどうかを確認するのを忘れないようにしてください。

受け手には、「途中でやめたくなったら、いつでもやめられる」ということを前もって伝えておきましょう。もちろん、なんの中断もなく最期までヒーリングを続けられるに越したことはありません。施術をはじめる前には、体に直接触れてもいいかどうか確認して、相手の許可をもらいましょう（次ページの囲みを参照）。

清潔第一

つめは短く切りそろえ、ささくれなどで受け手の肌に不快感を与えることのないように注意しましょう。施術前には必ず手を洗い、爪の先まで清潔に保ちます。髪が長い場合はまとめて、受け手の顔にかかったりすることのないように注意してください。

施術前にタバコを吸ってはいけません。髪にも服にも匂いがついてしまいます。スパイスやガーリックのきいた料理を食べるときは、施術の24時間前までにしましょう。歯もしっかりと磨き、もし口臭が気になるようなら、口臭防止用のマウススプレーを使うのもいいかもしれません。

静かな環境で

施術用の部屋は清潔に保ち、施術前には必ず空気を入れ替えておくようにしてください。必要なら、お香や香りつきのロウソクを用意しましょう。

電話は留守電状態にセットして、呼び出し音のボリュームを下げておきましょう。携帯電話のスイッチは切り、受け手にもそうしてもらうように声をかけておくのを忘れないでください。

自宅の一室を施術用に使っていて、ほかに住人がいる場合は、「入出禁止」などの札をドアに下げておくことも大切です。

受け手の体に触れる前に

受け手のなかには、人から触れられることに神経質な人もいます。施術前にセラピストのほうから直接手を当ててもいいかどうか確認してリラックスしてもらいましょう。

水を飲む

ボトルか水差しに飲み水を用意しておきます。グラスは2つ置いておきましょう。レイキ・セラピストと受け手の両方が、体内の毒素を流し出すために、施術の前後に水を飲む必要があるのです。

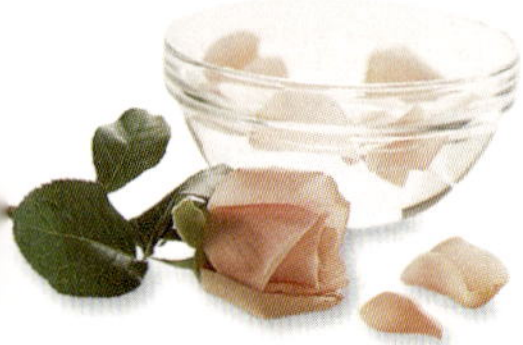

バラの花びらで香りの演出を
水をはったボウルに
バラの花びらを何枚か浮かべれば、
自然な花の香りがほのかに漂います。

環境作り

レイキ・ヒーリングを行うのに、とりたてて部屋を飾りつける必要はありません。しかし、静かできちんと整理整頓された施術室に、なにかきれいな飾りものが置いてあれば、受け手は自分のことを気遣ってもらっているような気がするものです。

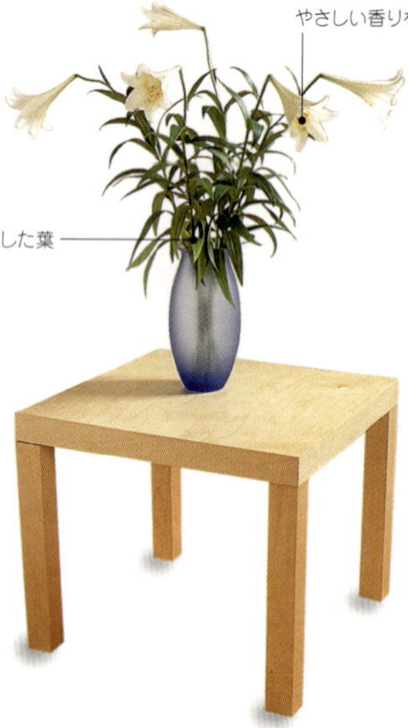

植物を飾りましょう
花や観葉植物を飾れば、部屋に生き生きとした雰囲気が出せます。しっかりと世話をして、しおれはじめたらすぐに取り替えましょう。枯れた花は癒しの助けにはなりません。

宇宙の要素

部屋のなかのエネルギー・バランスに気を配り、宇宙の要素（木、水、火または光、金属、空気）をすべて装飾に使っているレイキ・セラピストもいます。この宇宙の要素がうまく調和しあっていると、さらにレイキ・エネルギーとアクセスしやすくなるのです。

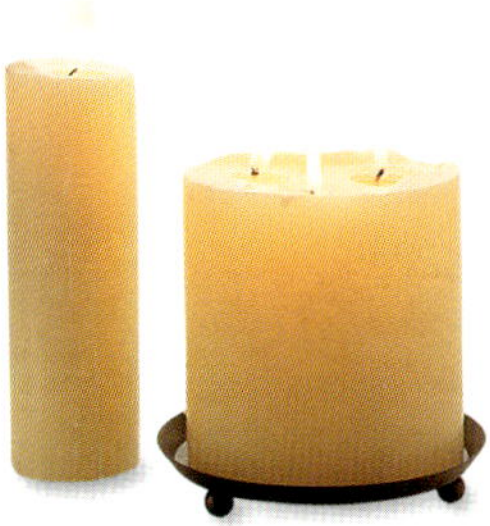

暖かいロウソクの火

ロウソクの火は、人を暖かく迎え入れる雰囲気を醸《かも》し出してくれますので、たくさん飾ってみるのもいいかもしれません。

安らぎの空間

きれいな置物が飾ってあれば、それを見つめて心を落ち着けることができます。

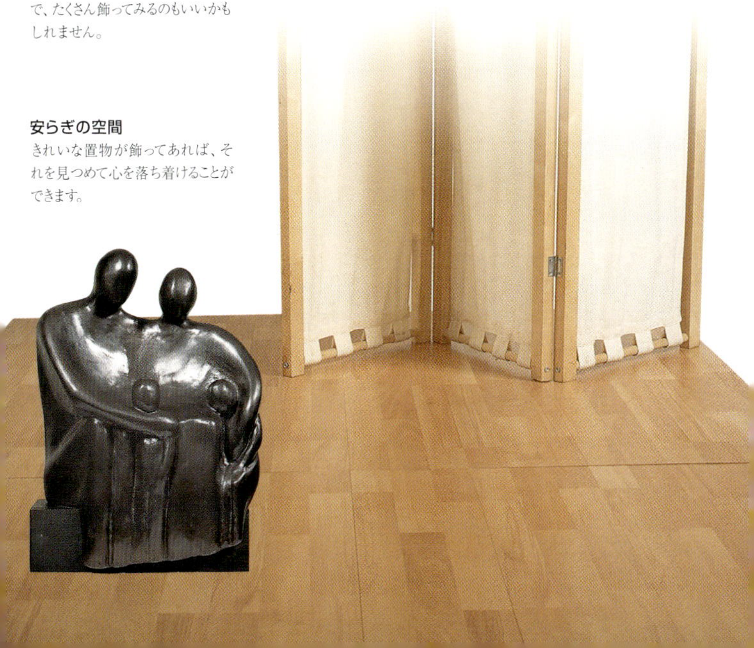

癒しの空間

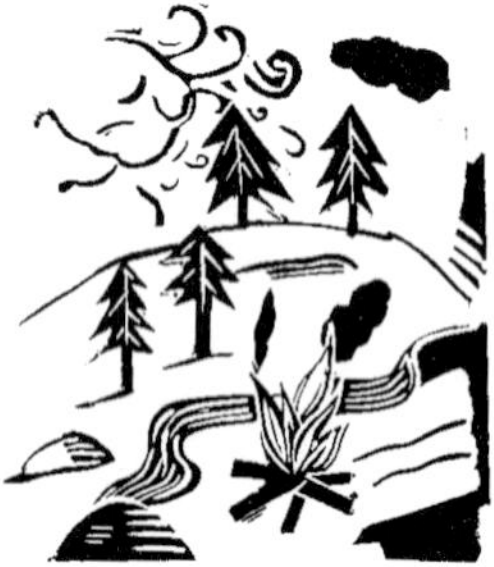

自然の要素

施術用の部屋の雰囲気はとても重要です。
受け手のことを考えて、
静かで穏やかな癒しの空間作りを心がけましょう。

レイキ・ヒーリングは静かで穏やかな環境のなかで行うと、もっとも効果的です。自宅で施術をする場合は、車の騒音などから離れた一番静かな部屋を選びましょう。カーテンを閉めるのも外からの騒音を抑えるのに役立ちます。また、カーペットを敷いて、ソファなどのやわらかい家具を置くだけでも騒音をいくらか吸収してくれます。

部屋の空気にも気を配りましょう。乾燥が気になるようなら加湿器の購入を、また逆に湿気が多いようなら除湿機の購入を検討してみる必要があるかもしれません。イオン式の空気清浄機を置いてみるのも一案です。お香や香りつきのロウソク、アロマセラピー・オイルなども心地よい癒しの空間を演出してくれるでしょう。

室温のことも忘れてはいけません。セラピストにとっても受け手にとってもちょうどいい暖かさにしておくことが大切です。特に受け手は横になってじっとしているだけですので、次第に体温が下がっていきます。ヒーリング中でも手軽にスイッチの切り替えができる暖房器具を用意しておくようにしてください。

明かりの量も調節しましょう。天井に備えつけられた蛍光灯よりも、ランプなどのほうがやさしい心地よさを演出してくれます。また、部屋の色合いも大切です。赤やオレンジなどの暖色や、心を落ち着ける効果のある緑やクリーム色などが使ってあれば理想的です。

必要なもの

レイキ・ヒーリングは、行うときも受けるときも特に何も道具はいりません。しかし、受け手もあなたも、どちらも無理な体勢になっていないかどうか、必ずチェックしてください。一般的には、受け手が横になり、セラピストが立っている状態が望ましいとされています。

施術台は、マッサージによく使われるタイプのものを用意すれば、脚の高さも調節できて理想的ですが、ソファーベッドなどでもかまいません。床に毛布を何枚か敷いて、そこに横になってもらうという方法もあります。

長時間立ったままで施術するのが苦痛な場合は、美容師が利用しているようなキャスターつきのイスを使えば、座ったまま自由に移動できるので便利でしょう。

ジャン（女性）の場合

生花店に勤めているジャンは、これまで7年間、何人かの友人にレイキ・ヒーリングを行ってきました。家のなかで一番小さな部屋を「レイキ・ルーム」にして、室内装飾には気を使い、いつも清潔で整理の行き届いた状態にしています。ジャンの家に遊びに来る友人は、一番気持ちよく眠れるこの部屋にいつも泊まりたがるそうです。

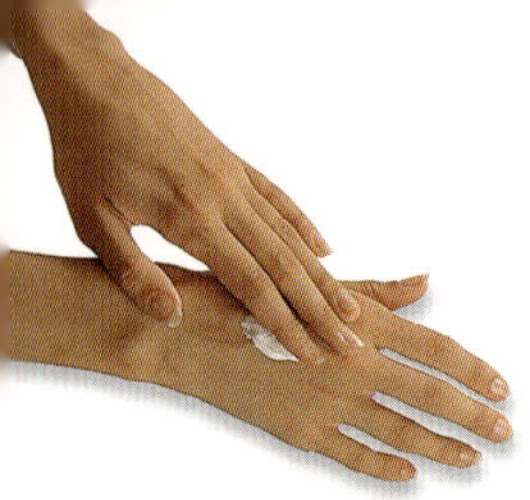

やさしいタッチ
施術前には、両手にローションを塗って
皮膚をやわらかくしておきましょう。
指のつけ根から先に向かって引っぱり、
指の緊張をほぐして柔軟にしておきます。

施術前の準備

レイキ・ヒーリングを行う前には少し時間を取って心を落ち着け、レイキ・エネルギーの流れに神経を集中させるための軽いエクササイズを行いましょう。まず、肩の力を抜いて立ちます。そして、息を吸いながら首と上半身を上に伸ばし、息を吐きながら肩を下ろしていきます。レイキ・ヒーリングを行うのに一番大切な両手に神経を集中しましょう。下のエクササイズは、両手をしなやかに保つためのものです。

指の動きを柔軟に
小指から親指まで順番に指を曲げ、
終わったら広げて、
また同じ動作を繰り返します。

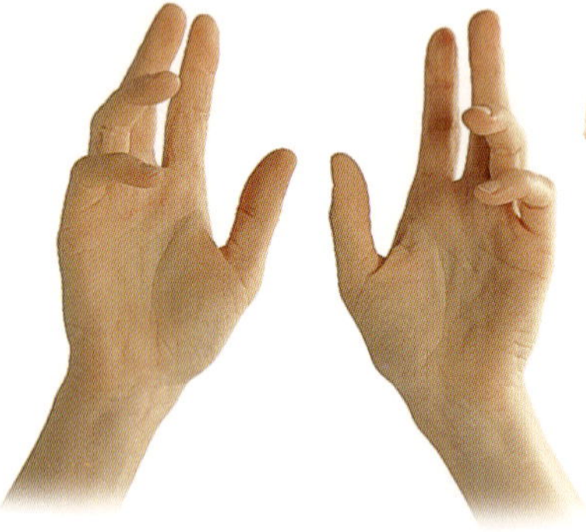

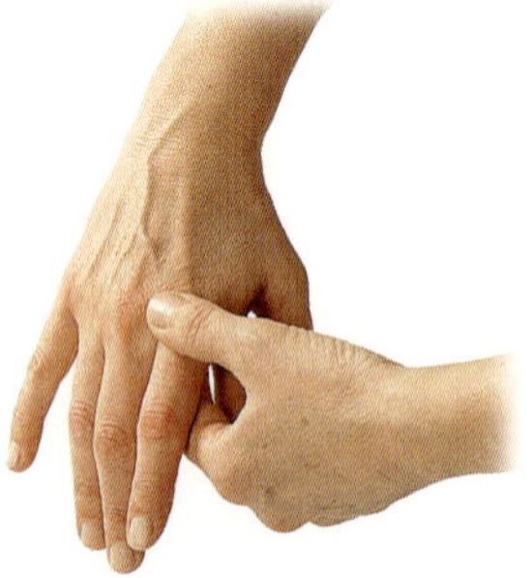

両手のマッサージ
親指でやさしく円を描きながら、
指先から手の甲へ、
さらに手首に向けて
マッサージします。

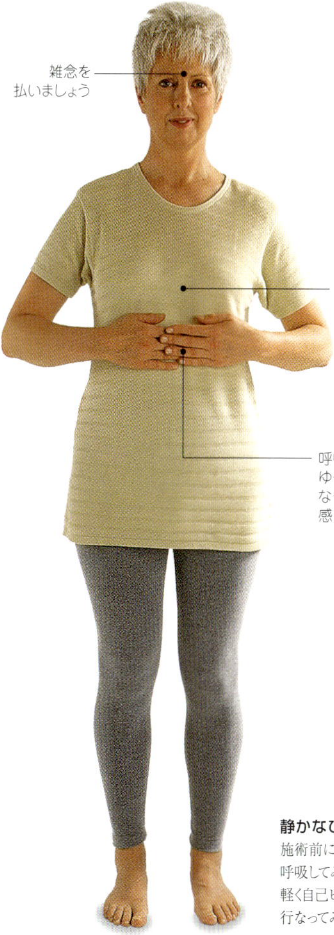
雑念を
払いましょう
胸に意識を
集中します
呼吸が
ゆっくりに
なっていくのを
感じてください

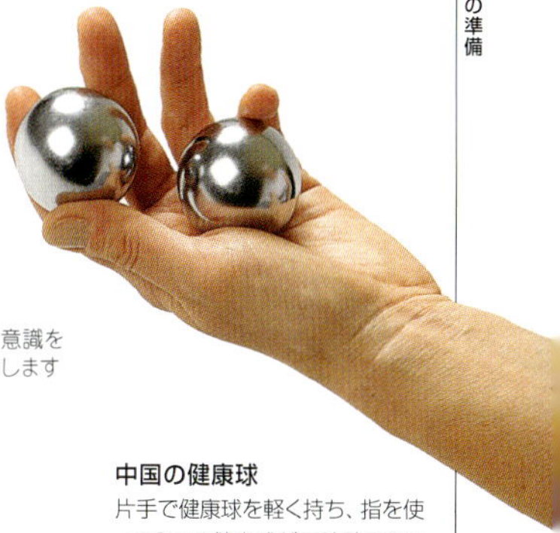

中国の健康球

片手で健康球を軽く持ち、指を使って2つの健康球が反時計回りに追いかけっこするように転がしてください。数分たったら手を替えて同じことを繰り返します。このようなシンプルなエクササイズで指の柔軟性が増し、エネルギーの流れが活発になります。上記のエクササイズが楽にできるようになったら、今度は健康球どうしがぶつかり合わないように気をつけながら、同じように動かしてみてください。また、さっきとは逆に時計回りに動かしてみるのもいいでしょう。カチカチと音がしないように注意しながらやってみてください。

静かなひと時

施術前には数分間静かに
呼吸してみましょう。
軽く自己ヒーリングを
行なってみるのもいいかもしれません。

レイキ・タッチ

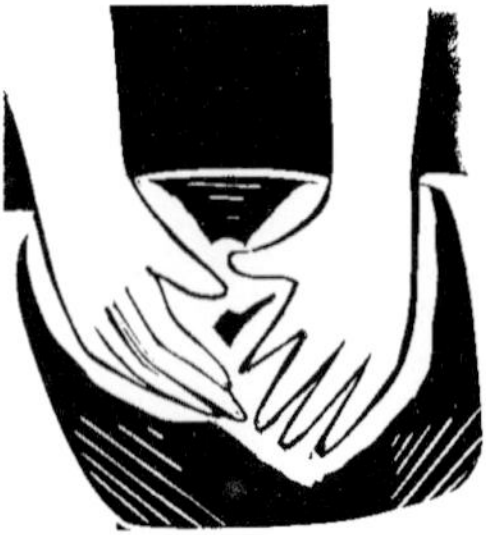

癒しの手

思いやりの込もったやさしい手の感触は、
人をなぐさめ、元気づけてくれます。

レイキ・ヒーリングの基本は「手当て」ですから、レイキ・セラピストが受け手の体に触れることは非常に大切です。しかし、触られることに抵抗のある人や、触るとものすごく痛いところのある人、あるいは感染症を患っている人には、直接手を当てずにヒーリングを行う場合もあります。

レイキ・セラピストは施術前に必ず、「手当て」がいいか、体に触れずに行うのがいいか、受け手に確認するようにしましょう。恥ずかしくて自分からは頼みにくいという受け手でも、セラピストのほうから質問すれば気軽に答えることができます。直接手を当てる場合も当てない場合も、どちらも以降のページで紹介するハンド・ポジションを使います。ただ、手を当てない場合は、体から少し両手を離して行うというだけです。

やさしいエネルギー

両手は指と指の間を開かずに、閉じた状態にします。手首はリラックスさせてください。ゆっくりと深呼吸しましょう。リラックスしているほうが体内のエネルギーの流れがよくなります。では、両手をやさしく受け手の体に当ててください。強く押えすぎたり、うろうろと動かしすぎたりして、受け手に不快感を与えないように注意しましょう。

レイキの「手当て」では、マッサージや整骨のように力を加える必要はありません。体を押えたり動かしたりすることで反応を見る療法とは、まったく別のものなのです。

レイキ・セラピストは、受け手の気持ちを尊重してやさしく体に触れ、ヒーリングのエネルギーがスムーズに伝わっていくように、両手に神経を集中することが大切です。もし、ほかのものに気が散ったら、またゆっくりと両手に意識を戻しましょう。

ヒーリングをはじめるときは、いきなり受け手の頭に両手を置くのではなく、まず髪の生え際あたりを軽くさすってからにするといいでしょう。受け手の体にはじめて触れるわけですから、やさしくはじめるのが肝心です。

「手当て」の大切さ

私たちはみな肉体的な接触を求めています。もちろん、この「接触」というのは、性的なものでも、攻撃的なものでもなく、やさしさや思いやりをこめた「ふれあい」を指しています。世の中には、心地よい「ふれあい」に飢えている人がたくさんいます。落ち込んでいるときや苦痛をかかえているときには、私たち人間は本能的に「ふれあい」を求めるのです。

子供が病気をしたときに、親がおでこに手を当てたり、泣き出した赤ん坊を抱きしめたりするのも本能的なものです。また、痛いところをさするとか、元気をなくしている人の手を握ってあげるとか、私たちは日常生活のなかで知らず知らずのうちに「手当て」を行っています。レイキの手当ては、そのような愛にあふれる「ふれあい」をぐっと凝縮したようなものなのです。

心と体を癒す

レイキ・ヒーリングは「治療」とは異なります。レイキの力によって心と体の全体的なバランスを取り戻り、それによって受け手が内側から回復していくのです。

27のハンド・ポジション

レイキのフル・セッション（フルコースの施術）では、以下から125ページまでに示す全27のハンド・ポジションを使います。受け手が寝ている状態を基本にして解説していますが、座っている場合でもほとんど変わりません（p.130-131を参照）。フル・セッションは、受け手の状態や時間的な都合によっても変わりますが、たいてい1時間から1時間半ほどかかります。子供がレイキ・ヒーリングを受ける場合は、寝かせるよりも座らせ、治療時間も短かくしたほうがいいでしょう。

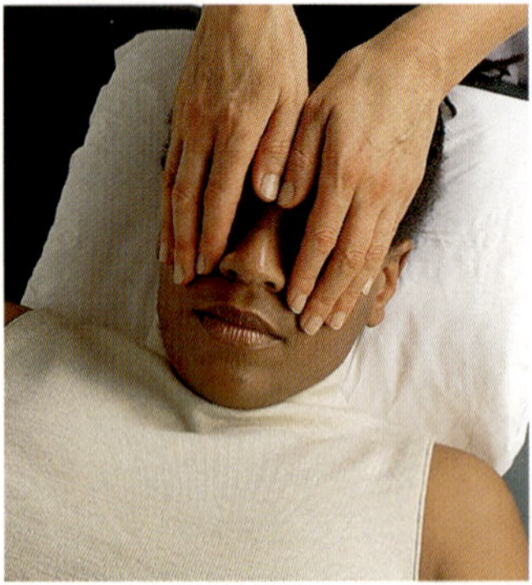

目

1 受け手の目の上を両手でやさしく覆います。そのままじっと、3〜5分間ヒーリングを行ってください。

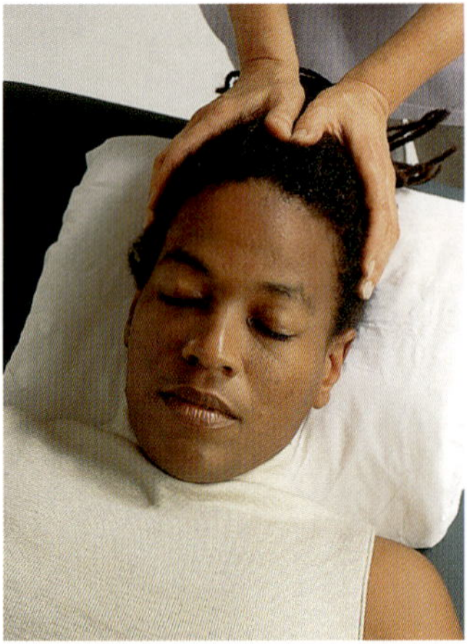

頭頂部

2 受け手の頭頂部に両手を当て、そのまま3〜5分ヒーリングを行います。

各ポジションにかける時間

各ポジションの解説には、ヒーリングの所要時間も明記していますが、受け手の必要に応じて、痛みや不快感のあるところはそれより長めに行ってもかまいません。両手が熱くなったり、脈打ったりするような感覚は、患者の状態を知るのに役立ちます。つまり、ヒーリングが特に必要な部位ではその感覚が強くなり、すでに十分なエネルギーが流れている部位では弱くなります。

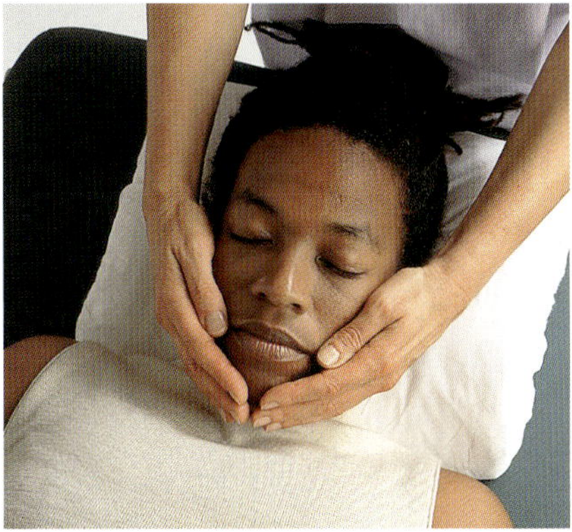

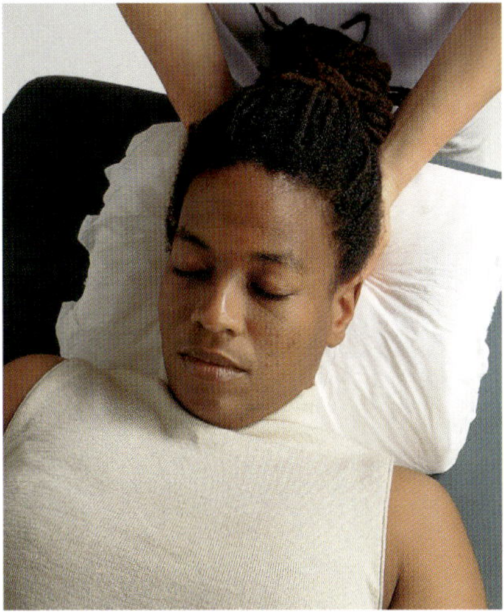

あごのライン

3 両手をあごのラインに2分間当てます。歯に悪いところがあったり痛みがあったりする場合は、それより長くしてもかまいません。

後頭部

4 手のひらを少しくぼませた状態で、両手を後頭部に3〜5分間当てます。

ハンド・ポジション1〜4

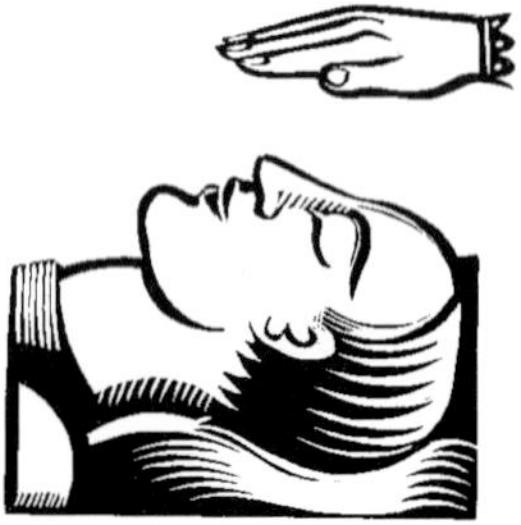

しっかりと、やさしく
顔へのレイキ・ヒーリングは、
直接手を当てない方法を好む人も多いようです。

ヒーリングは通常、頭か顔からはじめます。これらは肉体的にも精神的にも非常に敏感な部分ですので、レイキ・ヒーリングでは特に重要だと考えられています。また、この頭と顔は、脳や精神エネルギーと密接な関係を持っています。たとえば、「目」は意思を表す場所であり、洞察力もあります。目はおそらくほかのどの部分よりもやさしく触れる必要があるでしょう。

1 目

このハンド・ポジションは、7つのチャクラ（p.18-19を参照）のうち「第三の目のチャクラ」に該当する部位で、体の主要な機能をつかさどる脳下垂体に関連しています。このポジションは副鼻腔の不調、風邪《かぜ》、目の疾患、ストレスに効果があります。

この部位は直感をつかさどるところで、その人のものの見方を決定します。レイキは受け手の意識を内面に向かわせることで思考を明晰にし、洞察力を高めます。ヒーリングは3〜5分間行ってください。

2 頭頂部

ここは「頭頂のチャクラ」です。松果体に関連していて、ホルモンを制御します。このハンド・ポジションは、ストレスや記憶力の減退に効果があり、脳機能を調節します。

レイキは受け手の自我を目覚めさせ、精神的な悟りへと導いてくれます。3〜5分間ヒーリングを行ってください。

3 あごのライン

あごのこわばりは、感情やことばのコミュニケーションが阻害されていることを示している可能性があります。うまく感情を表せない（またはそうするのが怖い）原因がここに潜んでいるかもしれません。このハンド・ポジションは、受け手のコミュニケーション能力を高め、感情表現を阻害しているものを少しずつ取り除いていき、エネルギーの流れを活性化します。約2分間行ってください。

4 後頭部

このハンド・ポジションは頭痛、消化器官の不調、目の疾患、疲労感、不安感に効果があります。思考と感情がここで調和しあうとも言われています。この部位へのレイキ・ヒーリングは、頭と心と体のバランスを調整して一体化するのに役立ちます。3～5分間行ってください。

必要に応じて

レイキはいつも必要なところを自分で探して、そこへ進んでいきます。ですから、セッション（施術）ごとに必ず全ポジションを行なわなければならいというわけではありません。

ハンド・ポジション5〜8

ハンド・ポジションごとに、適切なヒーリングの所要時間を示していますが、必要に応じて長くしたり短くしたりしても問題はありません。もし、受け手が風邪をひいていたり、喉が痛かったりする場合は、喉の手当てを長くして、そのほかのポジションを短くするのもいいでしょう。また、受け手にとって部屋の温度がちょうどいいかどうか確認するのは、この段階が適切です。

耳

5 両手で耳を覆い、そのままじっと2分間ヒーリングを行ってください。耳痛などの不調がある場合は、少し長めにするといいでしょう。

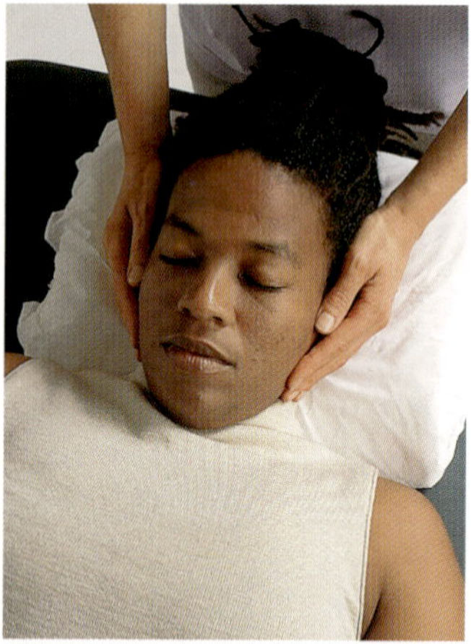

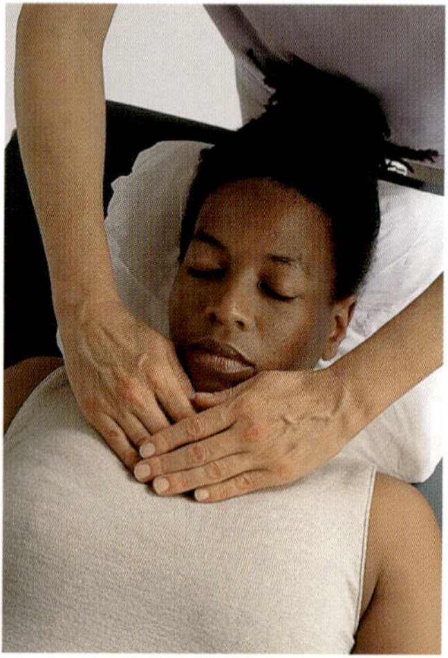

喉

6 両手でやさしく首のまわりを覆います。受け手が恐怖を感じないように、喉には直接触れないようにしましょう。3〜5分間行ってください。

心臓

7 胸の上部に軽く両手を当て、そのまま3〜5分間ヒーリングを行います。

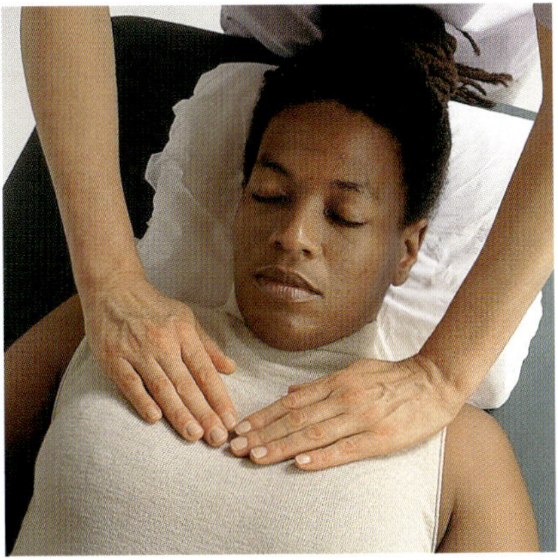

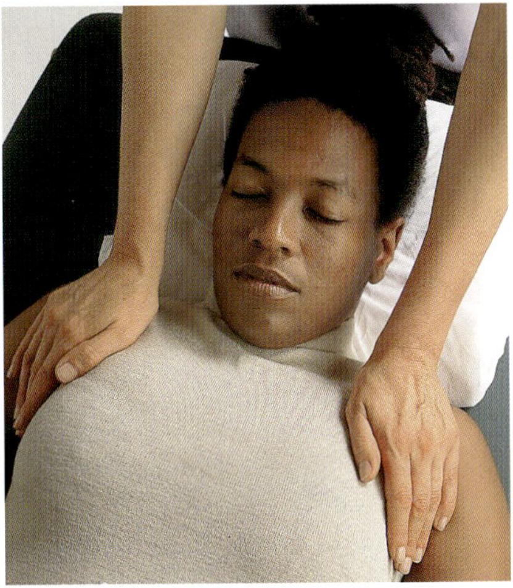

腋《わき》

8 両腋の上に手を当てます（腋の下ではありません）。2分間行ってください。

ハンド・ポジション 5〜8

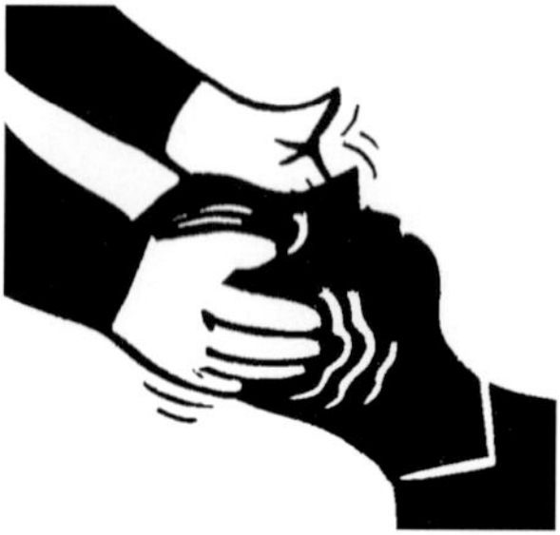

愛情たっぷりのコミュニケーション
過去につらい経験をしたせいで人を信じられなくなると、それが原因となって体に不調が出てくる場合があります。レイキ・ヒーリングは、そのような不調の改善に効果があります。

1〜4のハンド・ポジションと同じく、これから紹介するポジションも体のなかでは非常に敏感で、情緒に深く関わりのある部位です。特に、愛、コミュニケーション、表現に関連しています。

5 耳

耳のエネルギー・ポイントは体全体につながっています。簡単に両耳を覆うだけで、耳鳴りなどの不調を緩和したり、難聴の原因となる神経ダメージを修復したりすることもあります。この部位にレイキ・ヒーリングを行うと、内面的な意識が目覚めて強まり、外面的な刺激に惑わされることなく、自分の内なる声がよく聞こえるようになります。ヒーリングは2分間行ってください。

6 喉

このハンド・ポジションは、7つのチャクラのうち5番目の「喉のチャクラ」に相当します(p.18-19を参照)。この部位へのレイキ・ヒーリングは、甲状腺の異常や高血圧症に効果があります。あごのラインと同じく、表現とコミュニケーションに関連しています。ヒーリングは3〜5分間が適当でしょう。

7 心臓

7つのチャクラのうち4番目の「心臓のチャクラ」は、愛と感情に関連していると考えられています。また、免疫システムをつかさどっていて、心臓の不調にも効果があります。この部位にレイキ・ヒーリングを行うと、心が暖かく穏やかになり、気持ちがオープンになります。すると、受け手の自信が高まると同時に、人を信じることもできるようになります。胸部全体は、人間関係、心臓、呼吸器系、循環器系に関連しています。3～5分間行ってください。

8 腋《わき》

肩のすぐ下のやわらかい部分から腋にかけて両手で覆うと、宇宙の生命エネルギーが受け手のリンパ組織へと流れ込み、体が活性化します。また、両腕は心臓の延長だと考えられているため、上のハンド・ポジション7と似たような効果もあります。この部位へのヒーリングは2分間行いましょう。

人生を変える

レイキはあなたの意識を変え、その後の人生を変えてしまうことがあります。体験者のなかには、「自分自身にはっきりと前向きな変化が現れた」と感じている人がたくさんいます。

ハンド・ポジション9〜13

体の前面が癒されると、受け手の心から激しい感情が放出されることがあります。しかし、これはごく自然な反応ですから、たんなるレイキ・ヒーリングの一部だと考えてください。レイキ・セラピストは、受け手がいつでも自由に感情を吐き出せるように配慮するのが大切です。そして、受け手が平静を取り戻すまで、穏やかな態度で接して安心感を与えるようにしましょう。

肝臓

9 両手を並べて指を閉じ、受け手の肝臓のあたりに3〜5分間当てましょう。

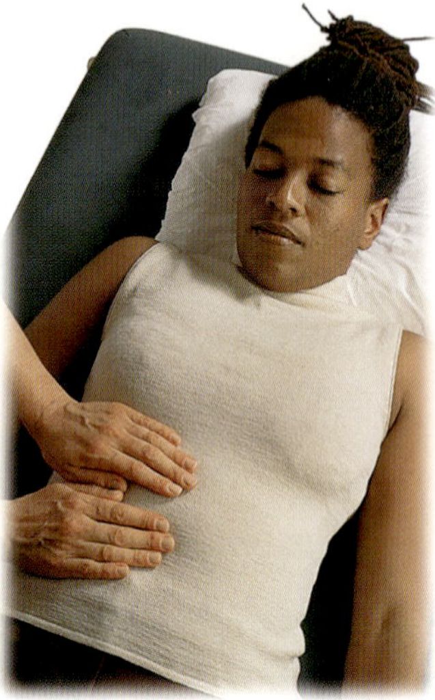

脾臓《ひぞう》

10 肝臓と反対側にある脾臓の上に、9と同じように両手を当てます。3〜5分間行ってください。

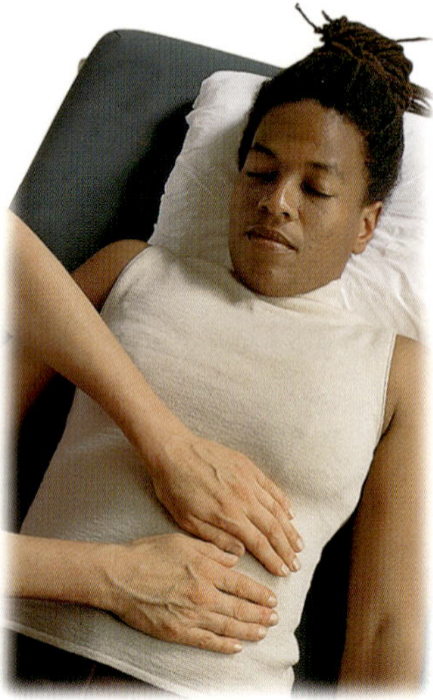

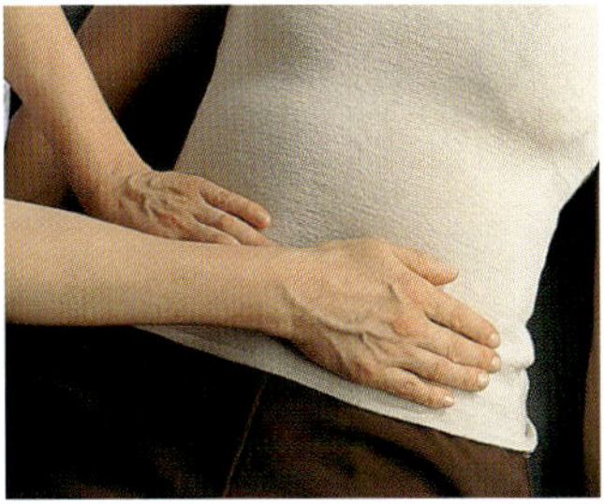

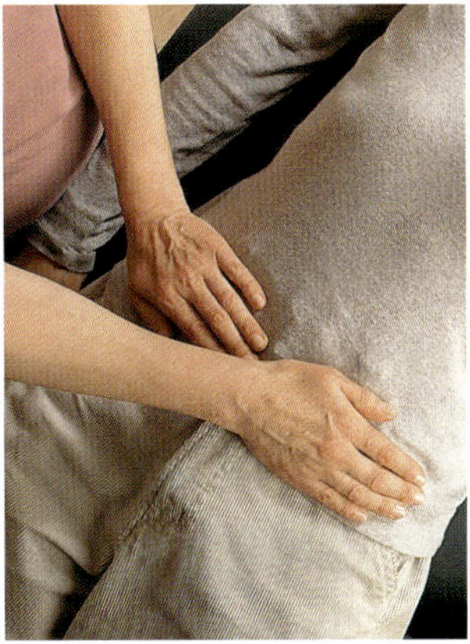

ウエスト

11 写真のように、両手をウエストに軽く当てます。3～5分間行ってください。

下腹部（男性の場合）

12 写真のように、下腹部に両手を当てます。あまり性器に近すぎる位置にならないように注意しましょう。3～5分間が適当です。

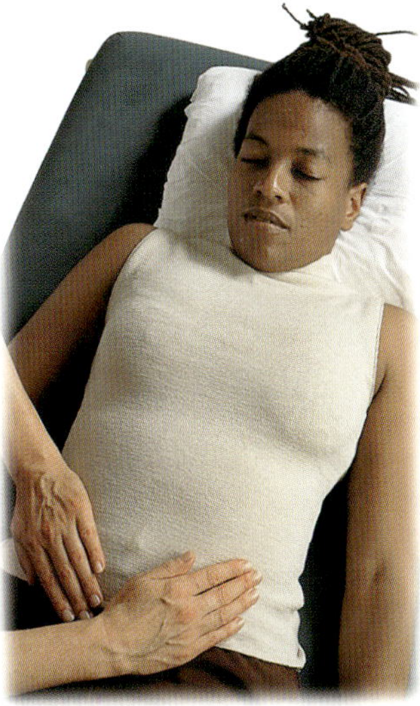

下腹部（女性の場合）

13 写真のように、下腹部に両手を当てます。男性の場合と同様、あまり性器に近すぎる位置にならないように注意してください。3～5分間ヒーリングを行いましょう。

ハンド・ポジション 9〜13

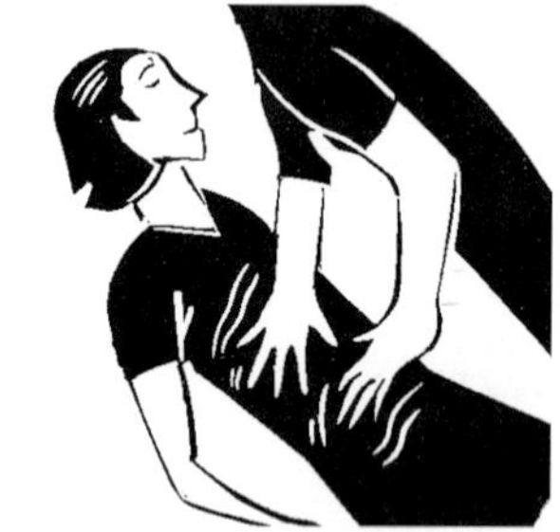

問題を捜し当てる
レイキはいつも自分から
問題のある場所を捜して向かっていきます。

ハンド・ポジション9〜13は、直感的な反応、恐怖、パワー、新しい人生のはじまりに関連していて、どれも非常に強い影響力を持つ部位です。

9 肝臓、10 脾臓《ひぞう》

肝臓と脾臓は7つあるチャクラのうち3番目の「太陽神経叢《そう》のチャクラ」に関連しています（p.18-19を参照）。この部分にレイキ・ヒーリングを行うと、エネルギーが肝臓、脾臓、肺、胃に流れこみ、消化・排出機能が活性化します。この頃から受け手の呼吸はさらに深くなり、リラックスの度合いも増して、胃がごろごろと大きな音を立てることがあります。

このハンド・ポジションは太陽神経叢のチャクラに関連していて、いろんな状況に対する直感的な反応（苦痛、恐怖、興奮、期待、恍惚、苦悶など）をつかさどっています。同時に、感情のコントロールやパワーにも関係があるとも言われています。9と10のハンド・ポジションをそれぞれ3〜5分間ヒーリングしてください。

11 ウエスト

ウエストも太陽神経叢のチャクラに関係があります。2分間ヒーリングしましょう。

12 下腹部（男性の場合）

このハンド・ポジションは7つのチャクラの2番目「仙骨のチャクラ」（p.18-19を参照）で、活力と関連しています。この部位に手を当てる場合は、あまり性器に近いと、受け手が不安になります。細かい配慮を忘れないようにしてください。3～5分間ヒーリングしましょう。

13 下腹部（女性の場合）

女性の場合のハンド・ポジションも同じく「仙骨のチャクラ」に相当し、活力と関連しています。レイキはいつも水のように自由に必要なところへ向かっていきます。もし、性器や生殖器に問題があれば、レイキはそこへ優先的に進んでいって、ヒーリング効果を発揮するのです。月経異常、不妊、尿路感染症などにも効果があります。手を当てる場所に注意して、3～5分間行ってください。

人間を愛する

「心と体のバランスがとれているなという実感があるときは、自分のことをとても好きになれますし、人も好きになれるんです」

レイキ・ヒーリング体験者

ハンド・ポジション14〜17

根深い感情や緊張感は脚に蓄積されます。すると、太ももにも、膝《ひざ》にも、膝から下にもすべて影響が出てきます。いつも重い体重を支えているのですから無理もありません。レイキには、脚にかかっているこうした潜在的な緊張を解きほぐす効果があります。そのため、この部位にレイキ・ヒーリングを受けると、受け手は大地と強いつながりを感じ、新しい方向へ1歩踏み出す勇気がわいてきます。脚の前面も後面も両方ヒーリングしましょう。

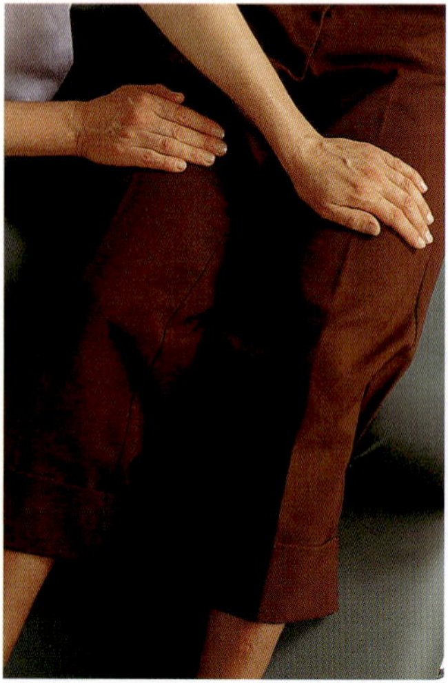

太もも

14 写真のように、両足の太ももに手を当て、2分間じっとヒーリングを行ってください。

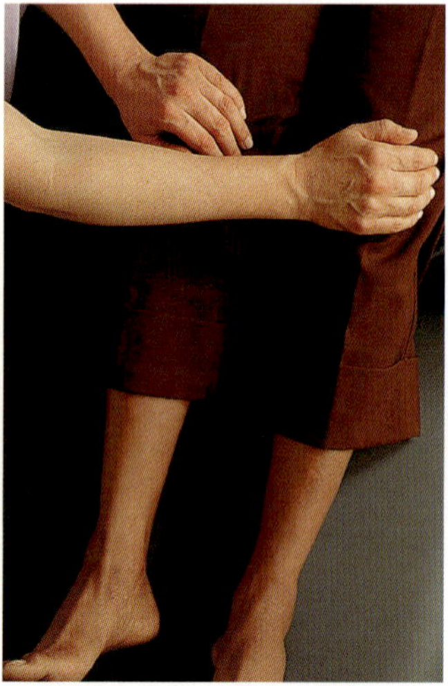

膝

15 写真のように、両膝に手を当てます。3〜5分が適当でしょう。

ふくらはぎ

16 写真のように、ふくらはぎに両手を当てます。2分間ヒーリングしてください。

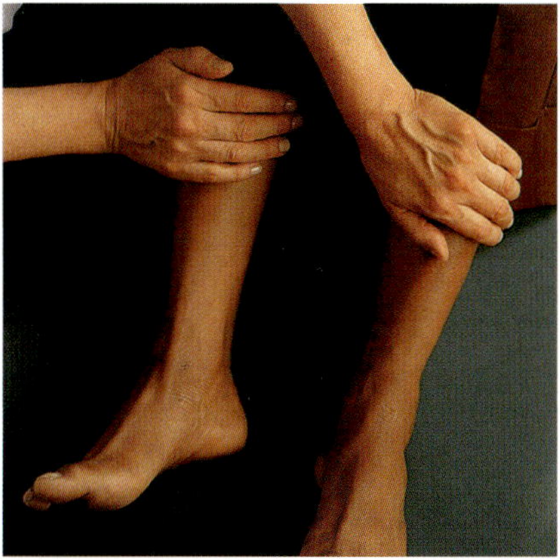

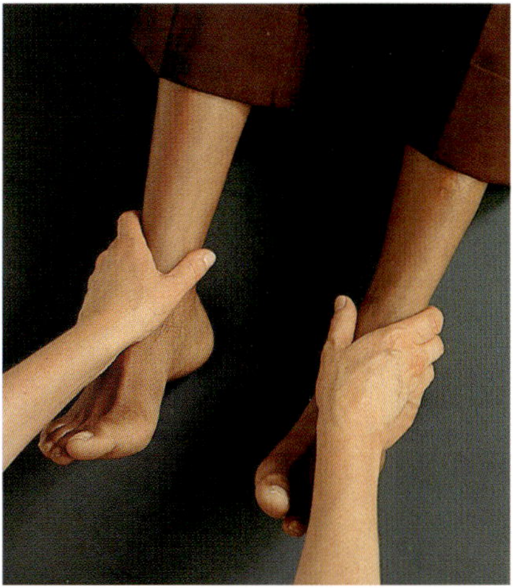

くるぶし

17 写真のように、くるぶしのまわりを両手で3〜5分間やさしく覆います。

ハンド・ポジション 14〜17

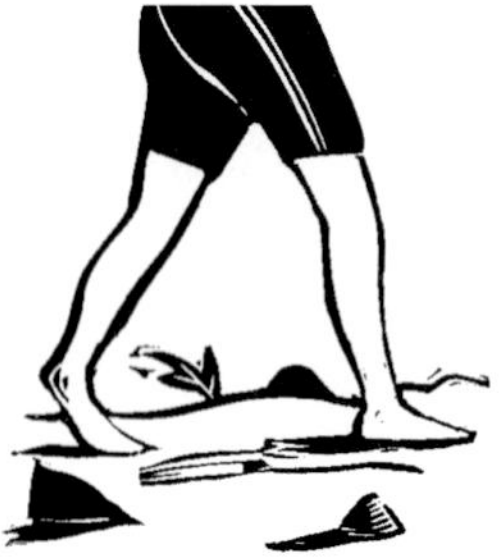

前進あるのみ

根深い恐怖心や緊張感は脚に蓄積します。レイキ・ヒーリングですっきりと取り除きましょう。

ハンド・ポジション14〜17は、スポーツをする人に効果があります。ひとつひとつ癒していきましょう。また、膝《ひざ》や足首に長年の感情が蓄積してこわばっている高齢者にも向いています。

レイキ・マスターのなかには、脚のハンド・ポジションを、ヒーリング・テクニックを教えるセミナーのカリキュラムのなかに組み込んでいない人もいます。しかし、それ以外のレイキ・マスターは、脚を非常に重要な部分だと感じています。大事な歩行手段であり、私たちが暮らす大地と私たちとをつなげる役割を果たしてくれているのですから。この脚と大地との関係は、自分の存在を実感するためにも大切なものです。

14 太もも

この部位は受け手の人間的な強さをつかさどっています。自分の能力に対する自信はここにみなぎっています。しかし同時に、目の前の問題に対処できるだけの力が自分にあるのだろうかという不安も、この部位に蓄積します。レイキ・ヒーリングを2分間行って、精神的な強さや自尊心を取り戻しましょう。

15 膝

膝には、肉体的な死に対する恐怖、自我の死に対する恐怖、変化への恐怖がそれぞれ宿っています。この部位にレイキ・ヒーリングを行うと、こうした恐怖に打ち勝つ力がわいてきて、変化をどんどん受け入れられるようになります。3〜5分間行ってください。

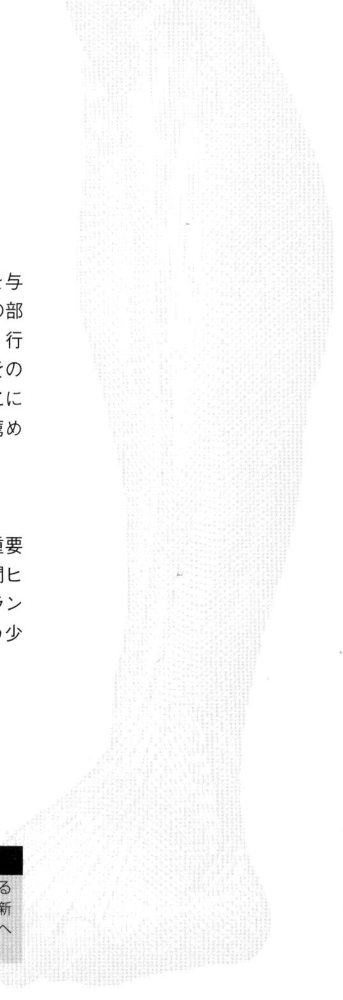

16 ふくらはぎ

ゴールに向かって進んでいく勇気を与えてくれるハンド・ポジションです。この部位でエネルギーの流れが停滞すると、行動を起こすのが怖くなります。自分にそのような傾向があると感じたときは、ここにレイキ・ヒーリングを受けることをお薦めします。2分間行うのが適当でしょう。

17 くるぶし

「バランス」を象徴するくるぶしも重要なハンド・ポジションです。3〜5分間ヒーリングしてください。受け手のバランス感覚に乱れが出ている場合は、もう少し長めに行うのがいいでしょう。

意識の目覚め

私たちが前へ向かって進んでいくことができるのは、人生を肯定していればこそで、そこから新しい意識も目覚めてきます。レイキは、1歩前へ踏み出す心の自由を与えてくれます。

ハンド・ポジション18〜22

ここからは受け手にうつ伏せになってもらい、体の背面を癒していきます。肩や背中から腰にかけての凝りを訴える人は非常に多く、ストレスや根深いマイナスの感情がそのような部位に蓄積しやすいのだということがわかります。たいていのレイキ・セラピストは、「特に腰に集中してレイキ・ヒーリングを行ってほしい」とリクエストを受けることが多いと言います。

左肩

18 写真のように、片手を肩の筋肉に、もう一方の手を肩甲骨に当てます。そのまま3〜5分間ヒーリングしましょう。

右肩

19 左肩のときと同様に、片手を肩の筋肉に、もう一方の手を肩甲骨に当てます。3〜5分間行ってください。

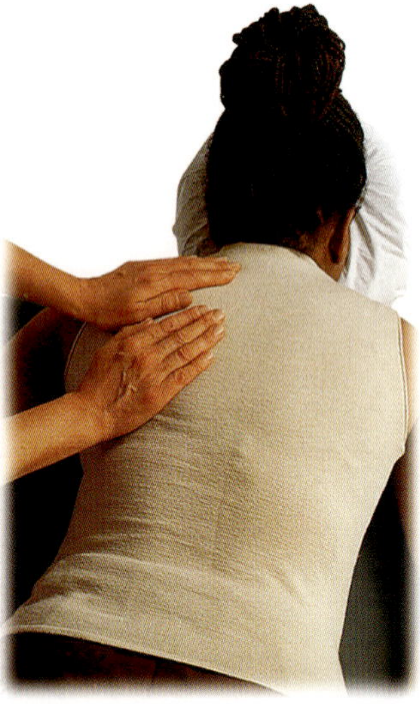

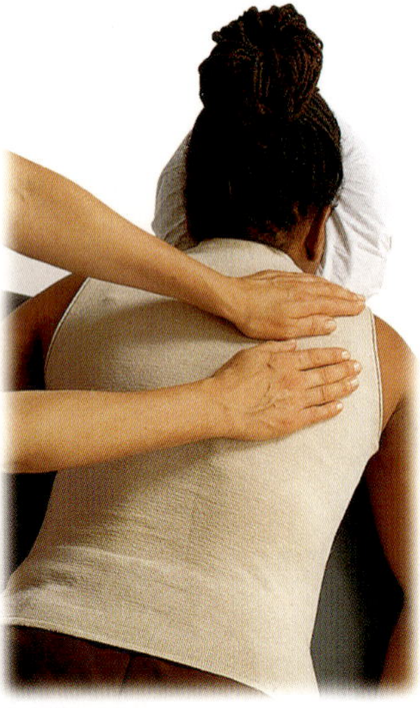

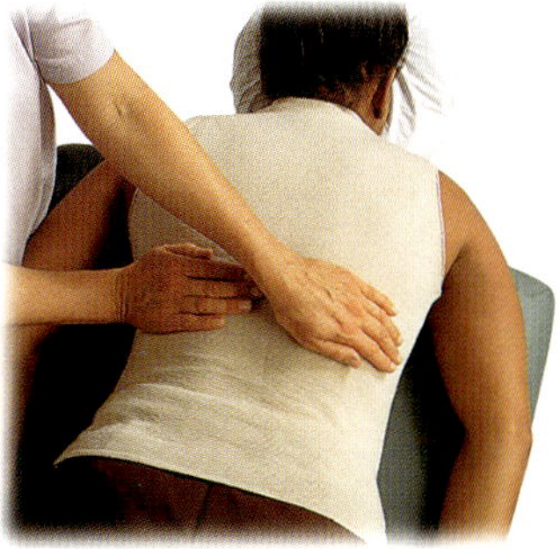

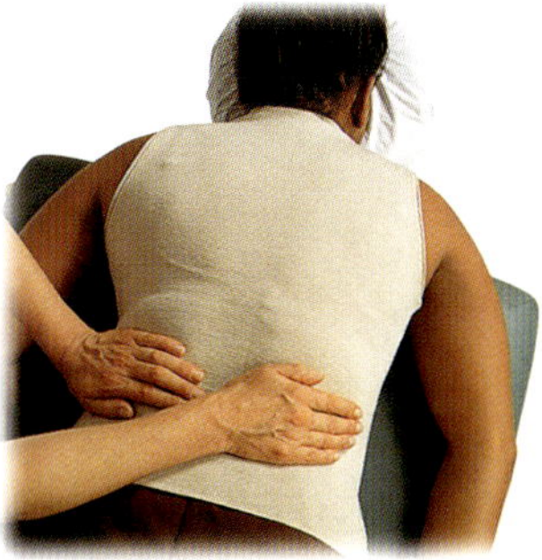

背中（上部）

20 写真のように、両手を背中に3～5分間当てます。

背中（下部）

21 写真のように、背中の下のほうに両手を当てます。3～5分間行ってください。

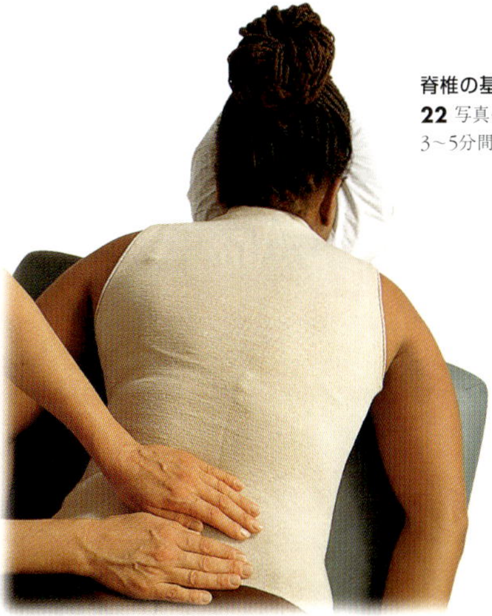

脊椎の基底部

22 写真のように、両手を並べて当てます。3～5分間ヒーリングしましょう。

ハンド・ポジション 18〜22

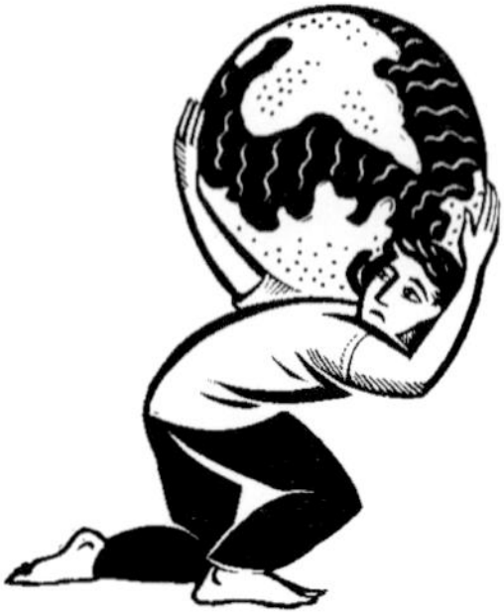

世界の重さ
阻害された感情と重い責任感は、
肩にのしかかります。

悩みや責任感など、無意識のうちの緊張感は、間違いなく肩、背中、腰に蓄積します。あなたが出会う人のほとんどは、この部位にレイキ・ヒーリングが必要だと考えても大げさではないでしょう。レイキの力で、阻害されていたエネルギーの流れを元に戻し、受け手が新たな生命エネルギーを吸収する手助けをしましょう。

怒りを吐き出す

レイキ・セラピストは、「人間は肩にその人生をずっしりと背負っている」と考えています。そのためか、ハンド・ポジション18（左肩）と19（右肩）にレイキ・ヒーリングを受けると、過去の記憶が蘇ってくることがよくあります。そして、この遠い昔の記憶のせいで、受け手の呼吸が乱れたり、なかにはしくしくと（または声を上げて）泣き出す人も出てきます。これはすべて、鬱積《うっせき》していた怒りや不満が体から吐き出された証拠です。

目に見えない緊張

背中や腰の痛みが原因で会社を休む人は毎年たくさんいます。レイキでは、無意識の感情や過度の緊張がこれらの部位に蓄積してそのような症状が起こると考えています。上半身の動きと下半身の動きをつなぐ役目をしている腰は特に弱く、痛めてしまいがちです。女性は肩に緊張を溜め込む人が多いのに対して、男性は腹部に蓄積させるため、これが腰を悪くする引き金となります。

18 左肩

母親の期待が重荷となって蓄積されるのはこの部位です。

19 右肩

父親の期待が重荷となって蓄積されるのはこの部位です。

20、21 背中

外に表しきれなかった感情は、背中(特に下半分)に溜め込まれます。

22 脊椎の基底部

ここにレイキ・ヒーリングを行うと、体内のレイキ・エネルギーがそれまでよりスムーズに脊椎を流れるようになります。

働き者を助ける

ハンド・ポジション18〜22は、腎臓《じんぞう》の不調も緩和します。腎臓は不安感とつながりがあり、体のなかでもっとも働き者の臓器です。

ハンド・ポジション23～27

私たちは本来、うつ伏せで寝るほうが安心感を得られます。そのため、うつ伏せになっているほうが、心の奥深くに眠っていた感情が表に出てきやすくなります。すると、レイキ・ヒーリングは通常より強い力を発揮し、非常に深いリラクセーション効果をもたらしてくれます。ハンド・ポジション23～27では、受け手が安心してレイキ・ヒーリングに100%身をまかせてくれることが何よりも大切です。

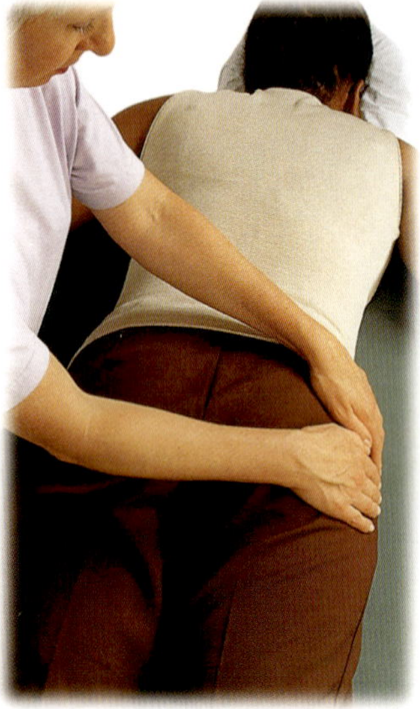

お尻《しり》

23 写真のように、お尻のわきに両手を当てます。片方が終わったら、もう片方にも同じように手を当てましょう。各2～3分間行ってください。

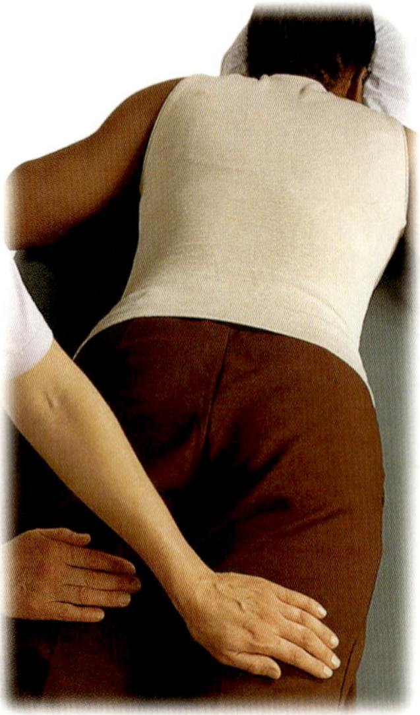

太ももの裏

24 太ももの裏に片方ずつ手を当てます。2分間行ってください。

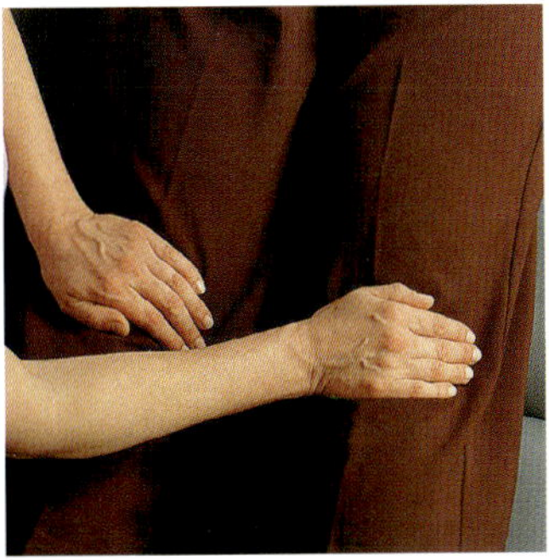

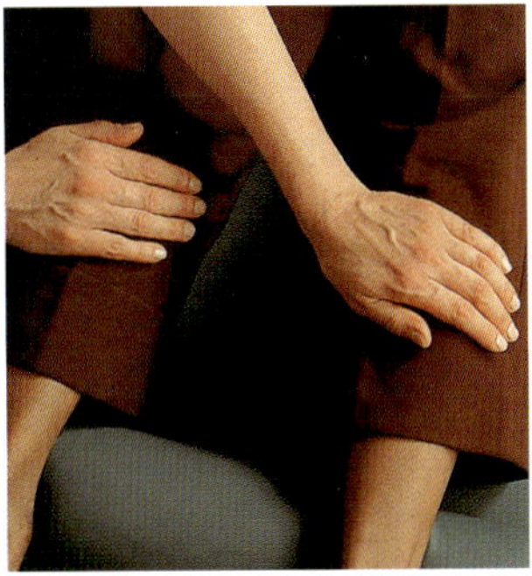

ひざの裏

25 両ひざの裏に片方ずつ手を当てます。
3分間ヒーリングしてください。

ふくらはぎの裏

26 両ふくらはぎの裏に片方ずつ手を当てます。
2分間が適当でしょう。

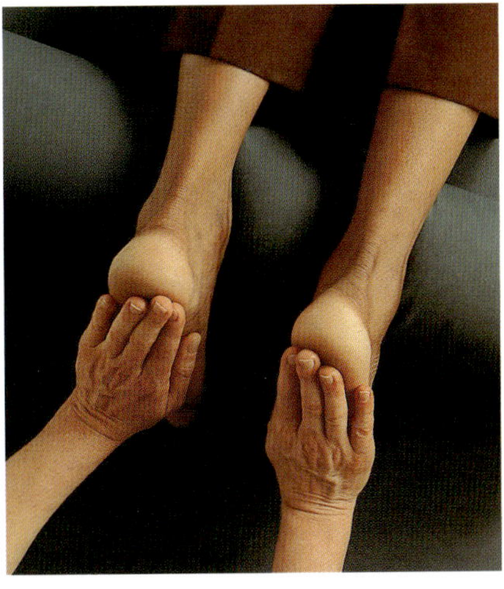

足の裏

27 両足の裏に片方ずつ手を当てます。
3〜5分間行ってください。

ハンド・ポジション 23～27

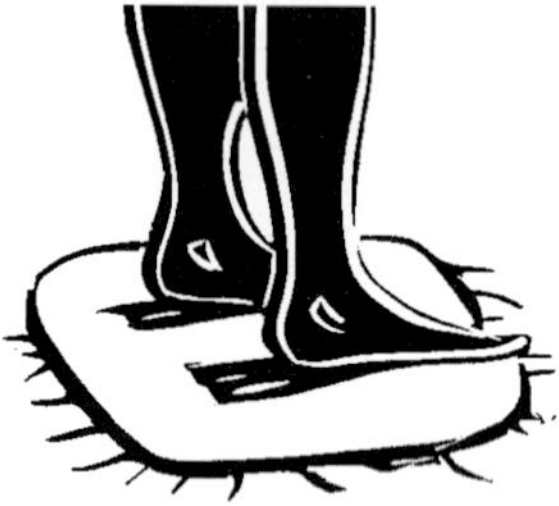

地に足をつけて
お尻《しり》や脚（足）は、
私たちと大地とを文字通りつなげてくれます。
大地と強いつながりを感じると気分が落ち着きます。

肉体的にも精神的にも、また比喩《ひゆ》的にも、脚のハンド・ポジションが人生を前進させるのに非常に重要な役割を果たしていることは、ここまででおわかりいただけたと思います（p.114-117を参照）。そこで、このハンド・ポジション23～27では、お尻や足の背面を癒していきます。おもに脚の前面を癒すハンド・ポジション14～17との相乗効果で、脚のエネルギーの流れを活性化し、さらに必要なエネルギーを充電していきましょう。ハンド・ポジション27まで全部のヒーリングが終わったら、次ページで紹介する「目覚めのマッサージ」を行います。

23 お尻《しり》

子供の頃の感情はこの部位に蓄積されます。消化器官の異常や関節炎もここに起因している場合があります。2～3分間ヒーリングしてください。

24 太もも

恐怖感に関連する問題がここに溜まります。2分間のヒーリングが適当でしょう。

25 ひざ

この複雑な関節は、緊張感を貯めこみ、人生のなかで前進していくことへの恐怖心を生みます。3分間ヒーリングしてください。

26 ふくらはぎ

このハンド・ポジションに2分間（またはそれ以上）ヒーリングを行うと、受け手は「地に足が着いた」という安堵感を味わうことができるようになります。

27 足の裏

足にはエネルギー・ポイントがいくつかあり、あらゆる臓器へとつながっています。3〜5分間ヒーリングしましょう。それより長くなってもかまいません。ここを癒すと、ほかのすべてのハンド・ポジションの効果が高まります。

目覚めのマッサージ

1回のセッション(10分間のクイック・レイキから、60〜90分のフル・セッションまでいろいろあります)が終わったら、セラピストはゆっくりと受け手から離れ、受け手が心を落ち着けられるようにしばらくそっとしておきます。

セッションのあとは眠くなる人もいれば、元気いっぱいになる人もいますし、治療中に感情が溢れ出てしまったために自分を取り戻す時間が必要な人もいます。そのため、セッションの最後には、次ページ以降で紹介する「目覚めのマッサージ」を必ず行いましょう。

足並みをそろえて

あなたが1歩前へ踏み出すごとに、宇宙の生命エネルギーへ、そして悟りの夜明けへと近づいていきます。レイキ・ヒーリングはその1歩を踏み出すお手伝いをします。

目覚めのマッサージ

セッションのあとは、非常に深いリラックス状態に入っている受け手がたくさんいます。目覚めのマッサージは、受け手をそのような状態から現実に戻し、心も体も完全に目覚めさせるために行うものです。片手が終わったら、反対側の手にも同じことを繰り返しましょう。足についても同様です。

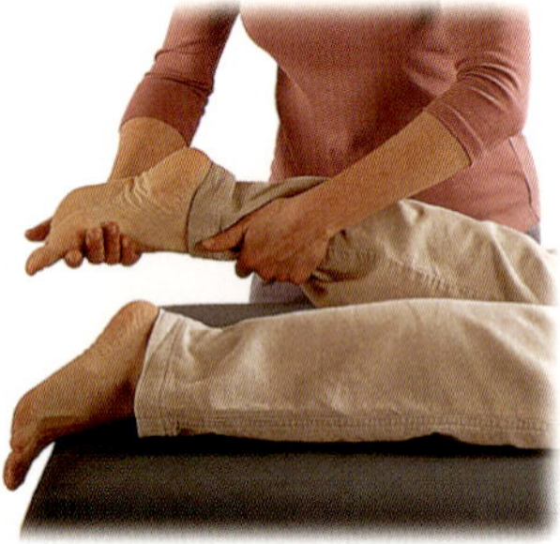

1 ゆっくりと片足を持ち上げます。足首をつかむのではなく、片手でやさしく下から支えるようにしましょう。あまり高く上げすぎないように注意してください(特に腰痛のある場合)。もう片方の手で足の甲を下から持ち、足首を回しましょう。

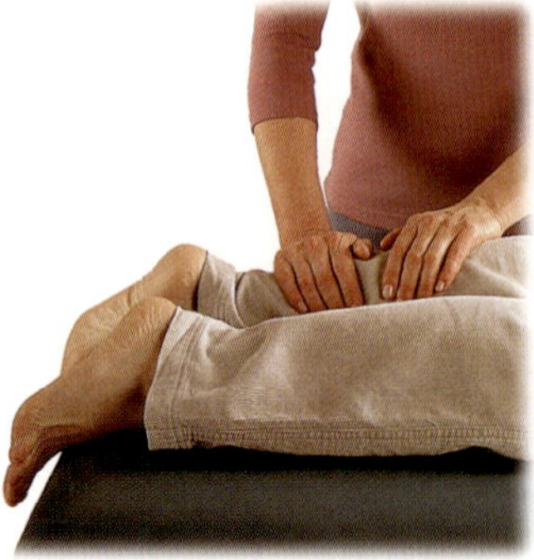

2 足を下ろします。足首から脚のつけ根に向けて、両手でやさしく3回揉みます(強くつかみすぎないように注意してください)。

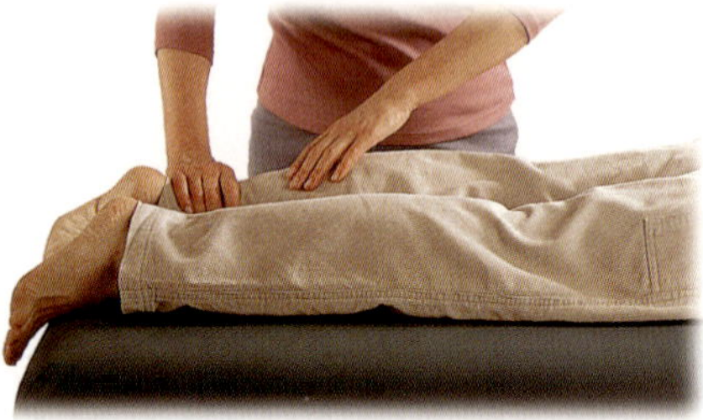

3 足首からお尻《しり》に向かって3回擦《こす》ります。それが終わったら、さっきよりわずかに力を入れて逆方向に3回擦ります。

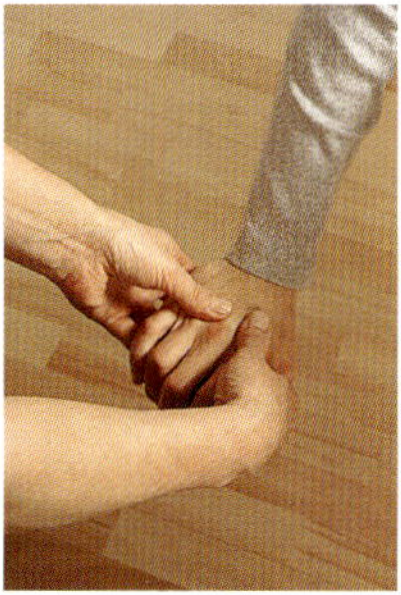

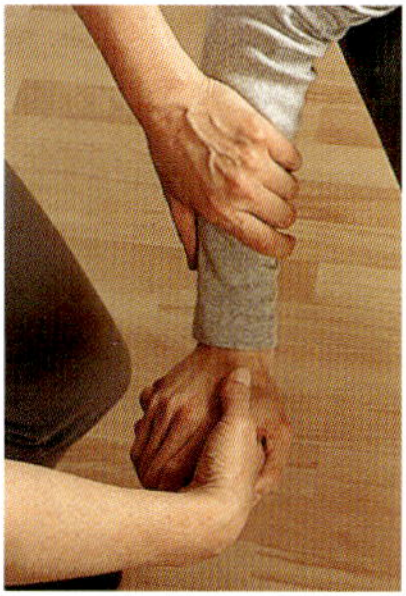

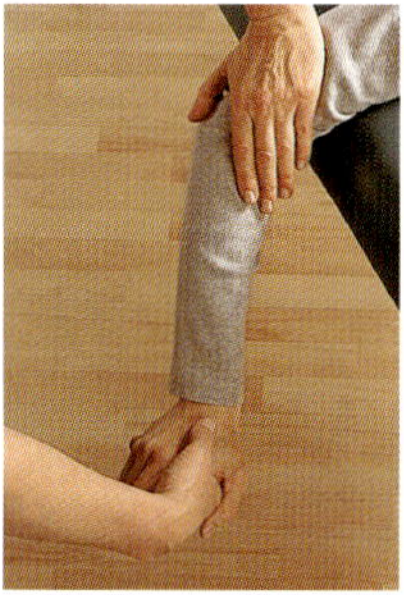

4 まず腕を軽く振りますが、このとき手首をつかんで振らないようにしましょう。次に、手首から指先までマッサージします。受け手と向かい合わせになって行ってください。ただし、正面に立ちはだかるのではなく、ななめ向かいくらいがいいでしょう。

5 手首から腕、肩に向かって、片手で3回揉んでいきます。

6 手首から肩まで3回擦《さす》ります。力をいれずに腕の輪郭に沿ってなで上げるようにしましょう。

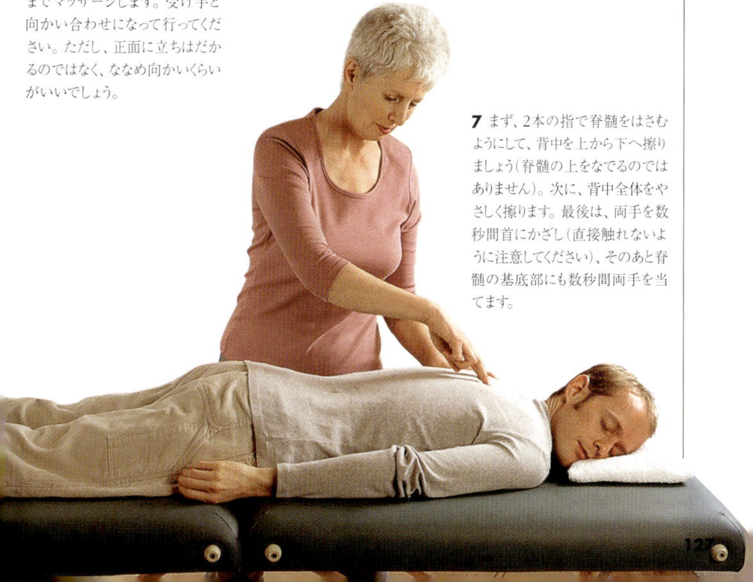

7 まず、2本の指で脊髄をはさむようにして、背中を上から下へ擦りましょう(脊髄の上をなでるのではありません)。次に、背中全体をやさしく擦ります。最後は、両手を数秒間首にかざし(直接触れないように注意してください)、そのあと脊髄の基底部にも数秒間両手を当てます。

さまざまな バリエーション

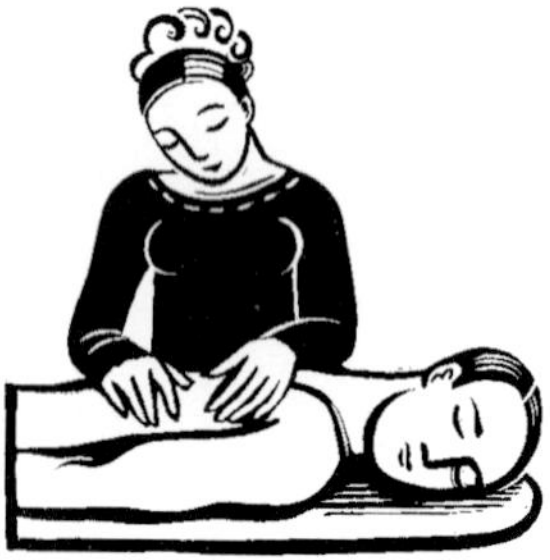

エネルギーの流れを確認する
受け手の体を両手でスキャンしていくと、エネルギー・バランスが乱れている部位を見つけ出せることもあります。

ここまではフル・セッション（フルコースの施術）の内容を紹介しましたが、状況によっては多少構成を変えてもかまいません。たとえば時間の関係で「クイック・レイキ」(p.132-133を参照)を行う場合なら、特定のポジションだけに集中して、そのほかは飛ばします。たとえ、ほんの10分か15分程度のヒーリングでも効果はあるのです。

座位(p.130-131を参照)

会社や公共の場所でレイキ・ヒーリングを行う場合は、受け手に横になってもらえないこともあります。そんなときは座位で行うのが一番でしょう。子供に施術する場合も、座位のほうがやりやすいことが多いようです。また、施術台に上るのが大変な高齢者や妊娠中の女性にも適しているでしょう。

応急処置

応急の場合(p.134-135を参照)は1つか2つのポジションだけを集中して行います。ケガややけどをしたばかりの人や、感染症を患っている人に対しては、レイキ・ヒーリングを申し出るべきかどうか、その場の状況や良識で判断してください。レイキ・ヒーリングは、決して医療行為の代わりになるものではありません。

特に傷口が表に出ている場合は、悪化を避けるため、直接手を当てるのは避けてください。体から数センチメートル離して、傷口の真上からレイキ・ヒーリングをしましょう。

レイキ・ヒーリングを行ってはいけない場合

以下のような状況(下の囲みを参照)では、たとえ短いヒーリングでも施術するのは適切ではありません。黙って状況を受け入れましょう。

レイキ・ヒーリングを行ってはいけない場合

たとえ頼まれても、次のような状況でははっきりと施術を断りましょう。

- 子供――保護者がそばにおらず、同意を得られない場合。
- 重い精神性疾患がある人――第三者が同席していない場合。
- あなたから見て、「本当によくなりたいと思っていないのではないだろうか」と感じる人の場合。
- たとえ「これ」という理由が見つからなくても、あなたがリラックスできないと感じる人の場合。

座位でのレイキ・ヒーリング

施術台に仰向けになったりうつ伏せになったりするより、座ったままでレイキ・ヒーリングを受けてもらうのが適している場合もあります。施術者が直接触れない部分もできますが、手、腕、首、肩、頭、ひざ、足に長めにヒーリングを行うことができます。レイキはいつもみずから治療の必要なところへ向かっていきますから、座っていてもなんの問題もありません。

両手に神経を集中しましょう。

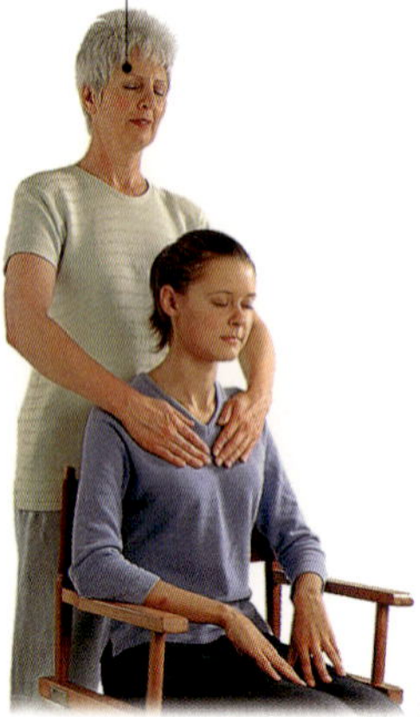

早くて簡単

フル・セッション（フルコースの施術）の時間がない場合でも、座位なら理想的です。

肩の力を抜きます。

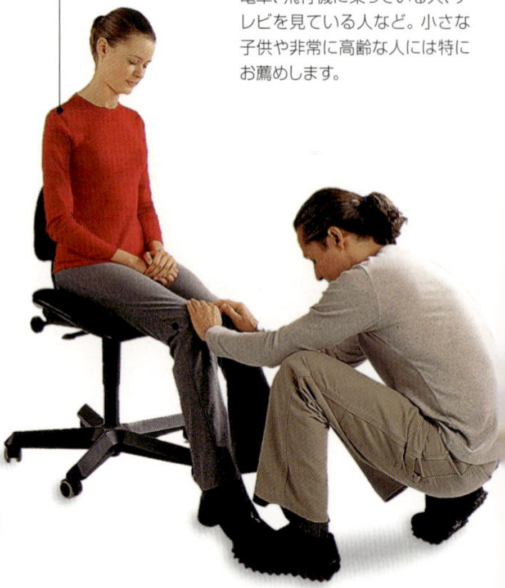

座位での治療が適している人は？

高齢者、車椅子での生活を送っている人、会社にいる人、車、バス、電車、飛行機に乗っている人、テレビを見ている人など。小さな子供や非常に高齢な人には特にお薦めします。

短時間で

頭から下へ準に降りて行きましょう。受け手が、体を傾けるのが苦痛な場合は、体の前面にだけ施術します。

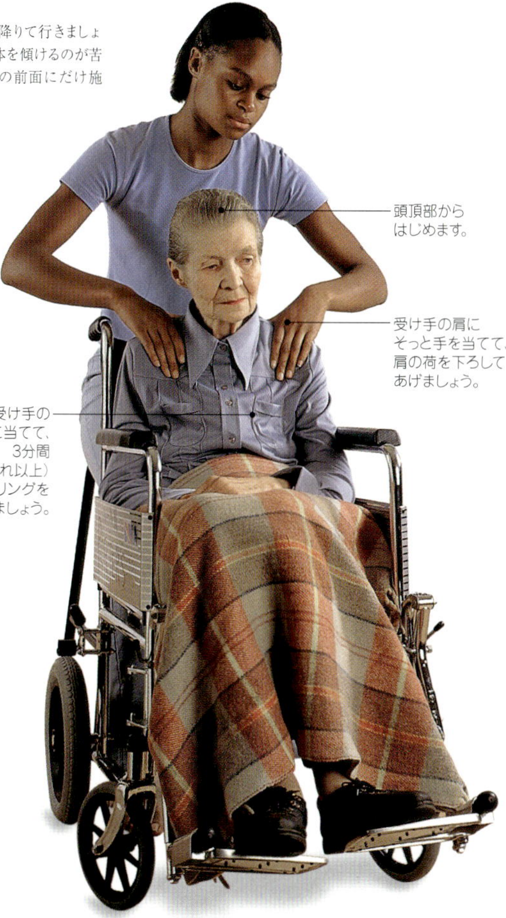
頭頂部からはじめます。
受け手の肩にそっと手を当てて、肩の荷を下ろしてあげましょう。
両手を受け手の心臓の上に当てて、3分間（またはそれ以上）ヒーリングを行いましょう。

クイック・レイキ

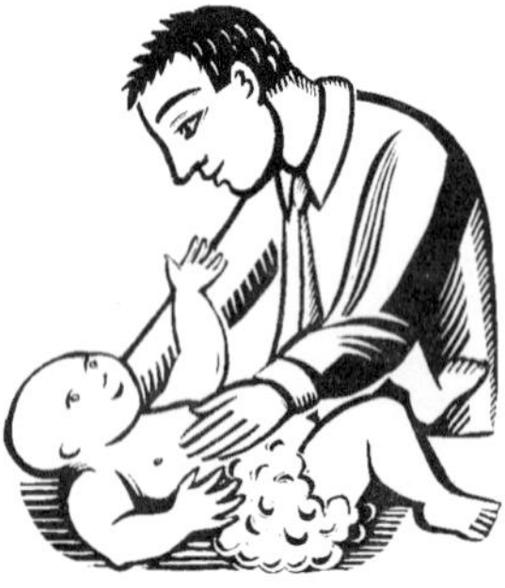

赤ん坊へのクイック・レイキ
クイック・レイキは、疳《かん》の虫を起こしたり、
ぐずったり、乳歯が生えはじめてむずかったりする
赤ん坊にも効き目があります。

特に状況が差し迫っているというわけではなくても、時間がない場合は「クイック・レイキ」が適しているでしょう。自己ヒーリングでも他者ヒーリングでも、どちらにも使えます。

また、クイック・レイキは、仕事場でも、お店でも、スーパーでも、電車のなかでも、空港でも、どこでも必要なときにさっと行えます。

リラックスとリフレッシュ

不安感や緊張感をやわらげたいときは、手早く行えるクイック・レイキが有効です。長時間のドライブを終えて車を降りたときや、長い会議や大事な面接の前（または後）、試験の前（または後）などに役立つでしょう。

受け手は仰向けかうつ伏せ、または座位になります。片手を「太陽神経叢《そう》のチャクラ」の上に、もう一方の手はその下（胃のあたり）に当て、そのまま10分間ほどヒーリングを行います。この方法は自己ヒーリングでも他者ヒーリングでも同じように効果があります。

就寝前のクイック・レイキ

寝つきが悪い人は、毎晩、就寝前に15分間のクイック・レイキを行うと、効果があります。

仰向けでも、横向きでも、いつも眠るときの姿勢で、片手を額に、もう一方の手を胃に当てます。胃に当てたほうの手は、呼吸に合わせて上下している状態がいいでしょう。そのまま10〜15分間、ゆっくりと呼吸します。次第にリラックスしていきますので、そのあとは深い眠りにつけるはずです。

むずかりがちな子供には、眠っている間にこのクイック・レイキを行いましょう。まず、保護者の許可を得てから、直接手を触れずに、起こさないように気をつけながらヒーリングを行ってください。

アナ（女性・32歳）の場合

アナは大手コンピューター会社で秘書をしています。暑くて息がつまりそうな部屋で4時間もの会議に参加したあと、偏頭痛に困っていた彼女を助けてくれたのがレイキ・ヒーリングでした。アナは、当時まだレイキのことなど聞いたこともなかったのですが、同僚が勧めてくれたクイック・レイキを素直に受けてみたのです。その同僚は、片手をアナの額に、もう片方を後頭部に20分当てました。すると、アナは不思議な感覚を覚え、それが以前手術を受けたときに麻酔から覚めたときの感覚とまったく同じだったことに気づいたのです。とてもリラックスして、まるで時間を超越したような不思議な感覚でした。普段なら、偏頭痛がはじまると1日は続くのに、クイック・レイキのあとはあっという間に消えてしまいました。

何もしないよりはまし

レイキ・ヒーリングは15分より30分、30分より1時間行ったほうが効果的なのは間違いありません。しかし、たとえ5分だけでも、ゼロよりはずっとましなのです。

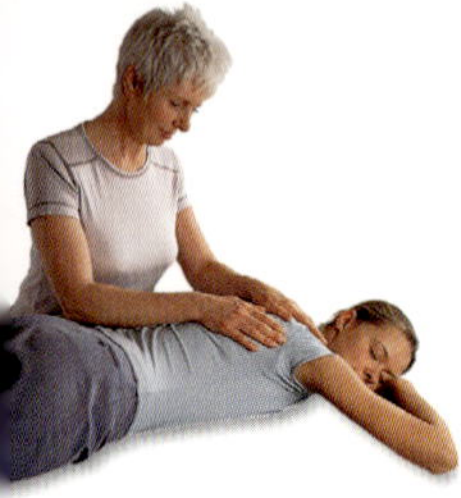

不意の悲劇
急に気分が落ち込むような
事件が起こった場合、
クイック・レイキで心を静めることができます。

救急処置

レイキ・ヒーリングは緊急事態にも役立ちます。この「緊急」にはケガなどで簡単な応急手当が必要な場合や、突然身の回りに悲しいことやつらいことが起こって感情的な危機に見舞われた場合など、さまざまな状況が含まれます。レイキ・ヒーリングは、そんな場合にも心を落ち着かせて、人を癒す効果があります。ただし、決して医療行為に代わるものではなく、あくまでも「補完療法」であり、さほど大きな事故やケガではない場合にのみ使えるものだということは忘れないでください。

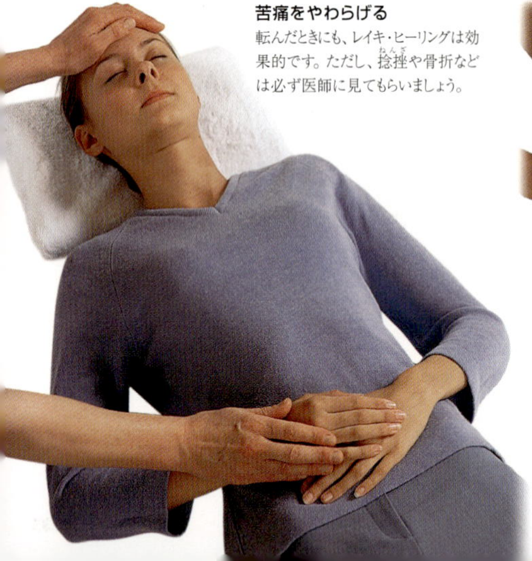

苦痛をやわらげる
転んだときにも、レイキ・ヒーリングは効果的です。ただし、捻挫《ねんざ》や骨折などは必ず医師に見てもらいましょう。

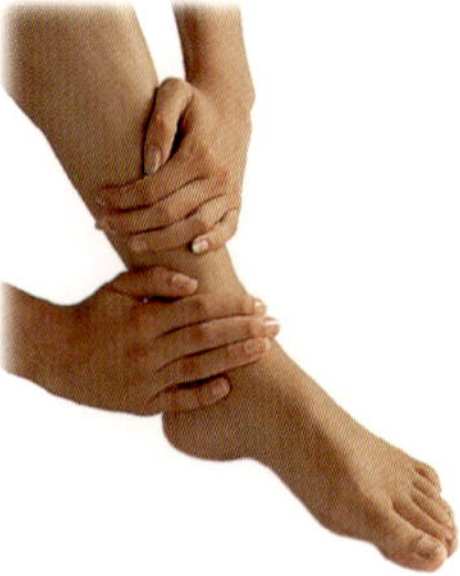

治癒を早める
レイキ・ヒーリングは打ち身や腫れを緩和します。両手で足首を覆うなどして、癒しましょう。

ジーン(女性)の場合

ジーンが娘のメルの家へ突然やってきたのは、メルがちょうどレベル1(ファースト・ディグリー)を修了した直後のことでした。

ジーンは車を降りるときにドアで指をはさんでしまったのですが、痛さで涙は出るし、くらくらするし、おまけに血まで流れ出していて大変な状態でした。メルはさっそく母親の指を水で洗い、レイキ・ヒーリングを行いました。すると、ぴたりと血が止まり、その後、ジーンは無事に自分の家まで帰ることができたのです。その夜、ジーンが地元の外科医を訪れると、看護婦に「傷はもう治りはじめているから、縫う必要はない」と言われ、ジーンはそれを聞くなり、すぐにメルに電話してレイキのお礼を言いました。

抱きしめて癒す

ちょっとしたケガや動揺なら、しばらく抱きしめるようにしてレイキを送ると、受け手の心が落ち着きます。

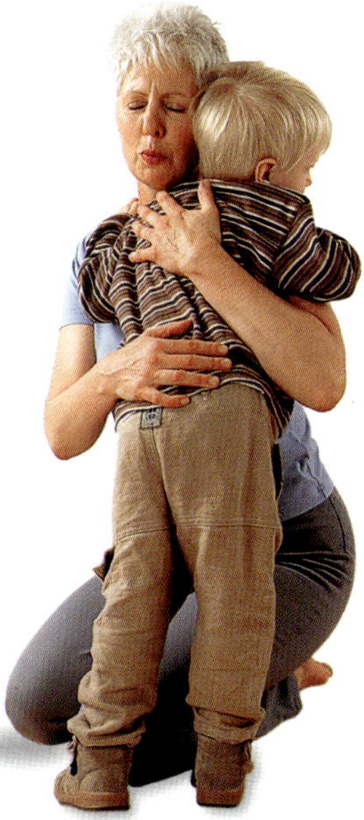

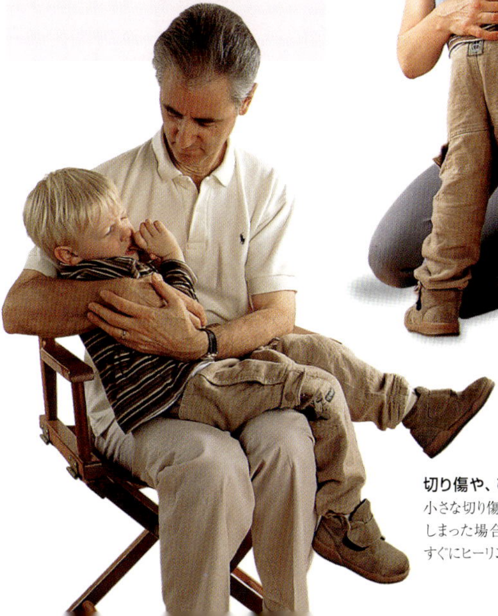

切り傷や、ひっかき傷にも

小さな切り傷やひっかき傷を作ってしまった場合、レイキならその場ですぐにヒーリングが行えます。

自己ヒーリングの利点

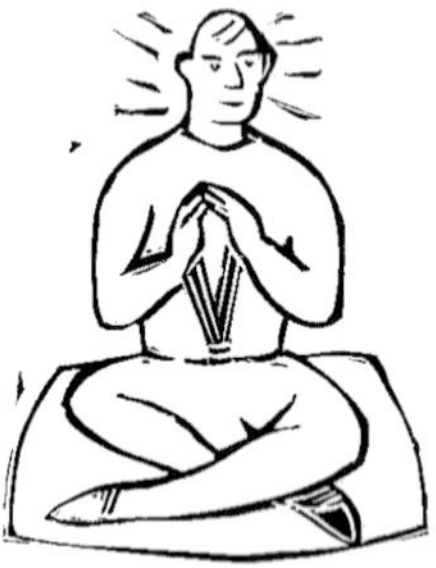

レイキはいつでもどこでも
自己ヒーリングは、いつでもどこでも手軽に行えます。
肉体的な問題でも、精神的な問題でも、
この自己ヒーリングで解消しましょう。

忙しい毎日を送る私たちは、ストレスも問題もさまざまにかかえています。一見、特にセラピストに見てもらうほどではないと思えても、私たちのエネルギーを少しずつ奪い取り、そのうち不眠症になってしまったりすることもあります。

レイキは、いつもなにかと起こる家族のごたごたや、病気や、悩みごとなど、私たちが普段出会うさまざまな問題に対処する手助けをしてくれます。困難を乗り越えて、幸せで健康な未来へと前進していくには、まず自分自身を癒すのが近道です。

定期的に自己ヒーリングを行えば、心と体のバランスもとれて、宇宙のパワーを理解するのに役立ちます。レイキ・ヒーリングを受けると、それまでの信念（それがなんであれ）がさらに強まるという人が多いようです。また、精神的な目覚めも経験するため、自分の存在や居場所を確かめることができて、心が落ち着きます。

肉体的な健康

肉体面では、やっかいな頭痛や腰痛などほぼどんな痛みでも、静かに自己ヒーリングを行えばやわらげることができます。慢性的な病気についても、定期的にヒーリングを続ければ緩和する場合があります。

憂鬱《ゆううつ》や不安など精神的な状態もレイキで改善することができます。人はなんでもマイナスに考え出すようになると、自分に自信が持てなくなります。しかし、レイキ・ヒーリングを定期的に続けていれば、宇宙の生命エネルギーが体にみなぎっていき、自信を回復することができるのです。

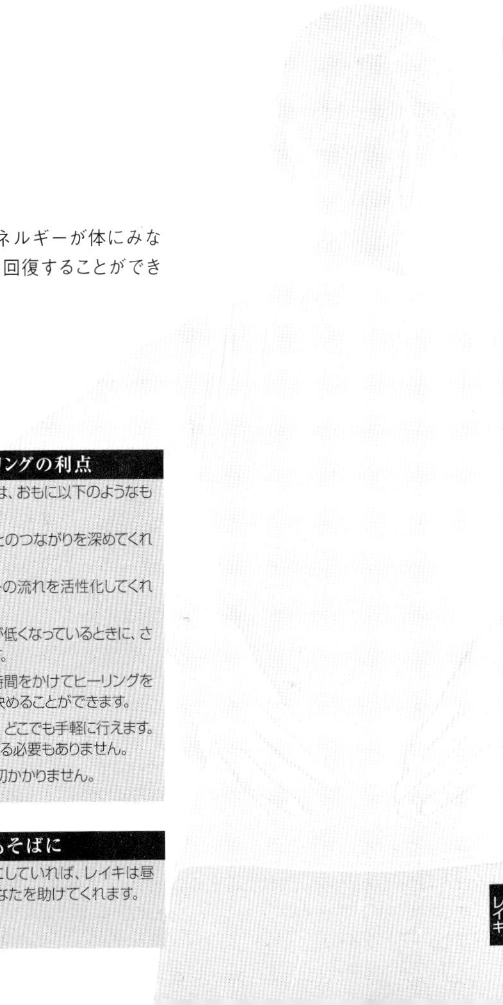

自己ヒーリングの利点

自己ヒーリングの利点は、おもに以下のようなものです。

- レイキ・エネルギーとのつながりを深めてくれます。
- あなたのエネルギーの流れを活性化してくれます。
- エネルギー・レベルが低くなっているときに、さっと回復してくれます。
- いつ、どのくらいの時間をかけてヒーリングを行うのかを、自分で決めることができます。
- 自宅でも仕事場でも、どこでも手軽に行えます。アポイントメントを取る必要もありません。
- もちろん、料金も一切かかりません。

いつもそばに

いつも心をオープンにしていれば、レイキは昼夜を問わず、ずっとあなたを助けてくれます。

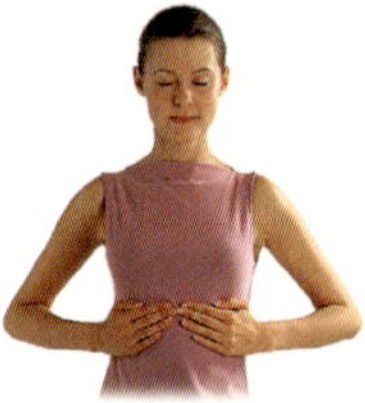

自己ヒーリングの時間を作る
毎日のレイキ・ヒーリングで、
人生の困難と闘っていくための
エネルギーをもらいましょう。

自己ヒーリング

自己ヒーリングは、あなたがそうしたいと思うなら、毎日行ってもかまいません。あなたの体内のレイキ・エネルギーを高め、流れをどんどん活性化していってくれます。時間があるときは、全身に行いましょう。腰、脚、膝《ひざ》、足も忘れないでください。時間がなければ、問題のある部位に集中してクイック・レイキを行うといいでしょう。

1 両目を覆うようにして顔に手を当てます。指は閉じておいてください。そのままじっと3分間ヒーリングを行います。

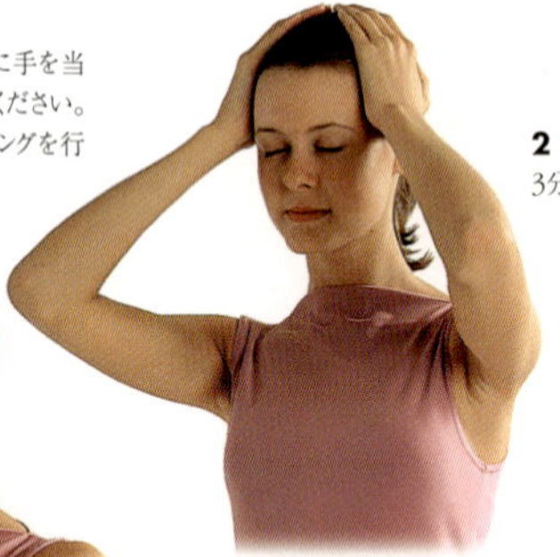

2 頭頂部に両手を当てます。3分間行ってください。

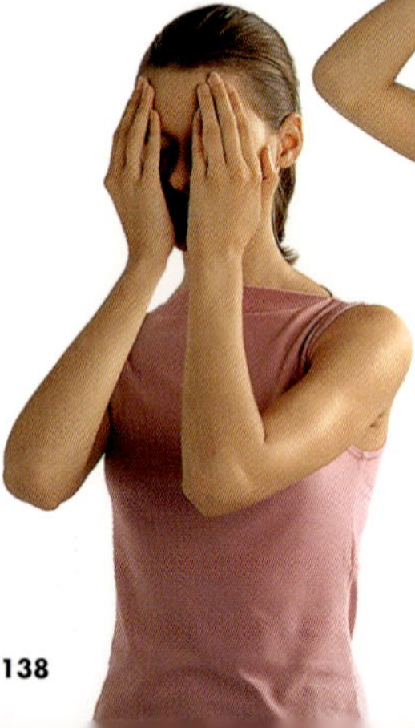

3 両手の手ひらをくぼませて、首のまわりに当てます。指は閉じたままで、2～3分間行ってください。

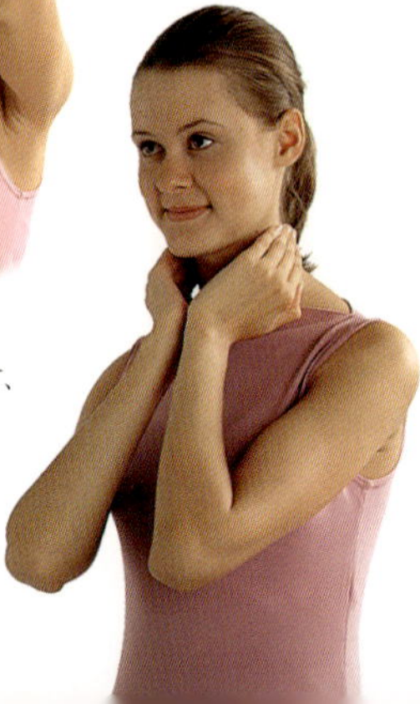

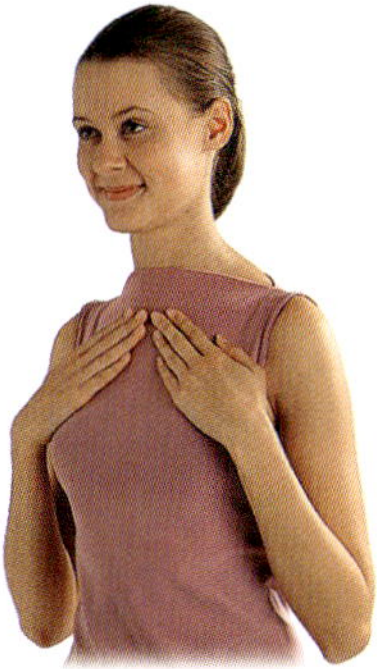

4 胸に3分間両手を当てます。

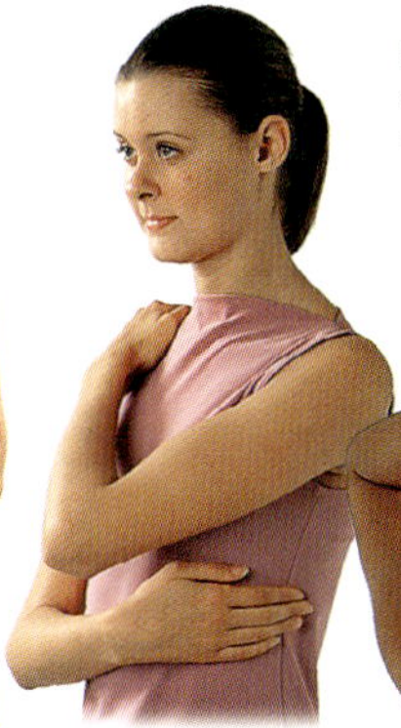

5 片手を肩に、もう片方を肋骨のあたりに当てます。2～3分たったら、手を逆にして繰り返してください。

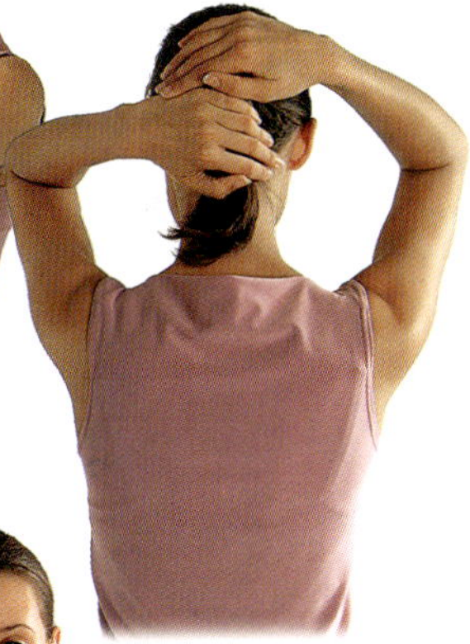

7 後頭部に両手を当てます。2分間行ってください。

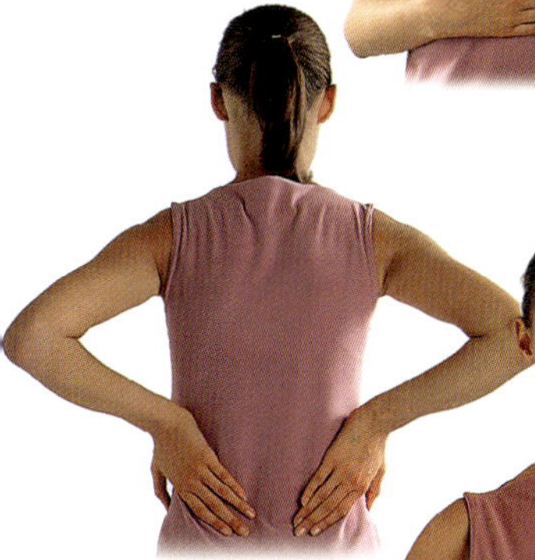

6 写真のように両手を背中に回し、腰のくびれのあたりに2分間当てます。

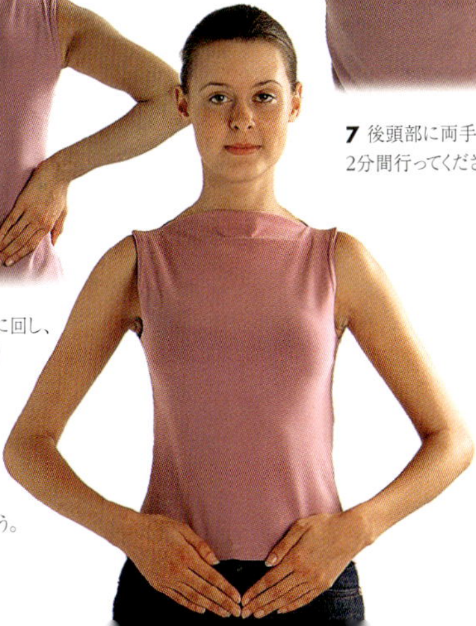

8 両手の指を閉じて、腹部に2～3分間当てましょう。

隠れた恩恵

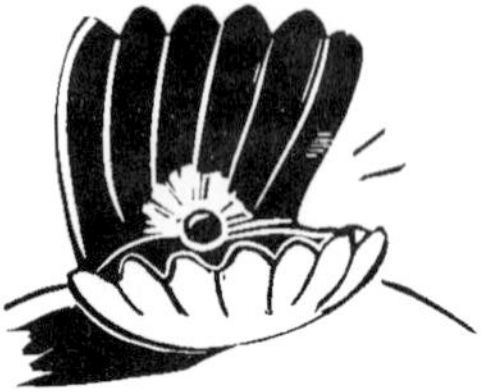

レイキの目に見えない利点
おいしい牡蠣《かき》が美しい真珠を
育てることがあるように、
レイキはセラピストにも受け手にも利益を与えます。

レイキ・ヒーリングを受けると、情緒面、精神面、肉体面にさまざまな効果があります（p.144-155を参照）。しかし、これはまだレイキ・ヒーリングの利点の一部にしかすぎません。レイキ・ヒーリングは、施術を行うセラピストにも、目に見えない効果をたくさん与えてくれるのです。

レイキ・セラピストは、施術のあと、心が落ち着いて集中力が増し、意識が研ぎ澄まされます。また、受け手に神経を集中していると、頭のなかがすっきりとしてくるような気がします。人を助けるために時間や空間を割くうちに、それが自分にも精神的なゆとりを見出す効果を生んでくれるのです。

自然な瞑想

レイキ・ヒーリングを行うと、行う側にも静かな瞑想の効果があるのに気づきます。レイキ・セラピストの体内をポジティブなレイキ・エネルギーが流れ、それが両手から受け手の体へ伝わる間、セラピストの体はレイキにしっかりと守られています。受け手からセラピストへとエネルギーが逆流することはありませんから、受け手のネガティブなエネルギーや症状がセラピストに移ることもありません。

レイキ・エネルギーの流れをできるだけ活性化してヒーリングの効果を高めるには、施術の日に、セラピストと受け手の両方がたっぷりと水分を取っておくことが大切です（p.157を参照）。

健全な心と体

レイキ・セラピストは、レイキ・ヒーリングを行い続けていると、その間に蓄積される利点があると言います。ヒーリングを行うたびになんらかの利点が体のなかに残り、それがセラピストの体や心を健全にしていくのです。

レイキ・ヒーリングを人に行うと、レイキ・エネルギーとのつながりを強く感じられ、その働きに関する理解も深まっていきます。アロマセラピーも一緒に施術しているあるレイキ・

セラピストは次のように言っています。「レイキ・ヒーリングの施術予定表に誰かの名前が入っていると、それだけでうれしくなるんですよ。その人にヒーリングをしたら、私のほうも同じくらいレイキの恩恵を受けられるんですから、本当にありがたいことです」

また、レイキ・ヒーリングを続けていると、施術者の感性が鋭くなっていきます。受け手がうまく口頭で説明できない問題を、相手に「同調」して察する力をレイキが与えてくれるのです。

感謝する

講義や施術のあとは、毎回必ずレイキに感謝しましょう。自分がいいと思う方法でかまいません。「レイキに感謝します」とただ3回唱えるだけでもいいのです。

これは、あなたが自分だけの力で癒しを行っているのではなく、宇宙の生命エネルギーであるレイキのおかげなのだということを忘れないようにするためです。常に謙虚な姿勢で感謝の気持ちを表しましょう。

繭《まゆ》のようにあなたを守ってくれるレイキ

「私はずっとレイキに守られてきました。今ではレイキ・エネルギーも集中力も得て、しっかりと自分を癒すことができます」レイキ・セラピスト

レイキから得られるもの

レイキ・エネルギーの働きは実にさまざまで、受け手にあらゆるレベルで影響を与えます。人生を歩んでいく上で新たな自信を与えてくれたり、肉体的な苦痛をやわらげてくれたり、人間関係を円滑にしてくれたり…。レイキ・ヒーリングに対して心をオープンにするだけで、あなたの人生に計り知れないほどの利益がもたらされるのです。 レイキ・ヒーリングを受けるのと同時に、健康的なライフスタイルを送るように注意すれば、毎日をさらに元気に送れるでしょう。肉体が健康になれば、心も落ち着きます。ヨーガや瞑想などの時間を取れば、あなたの将来はさらに明るくなるかもしれません。

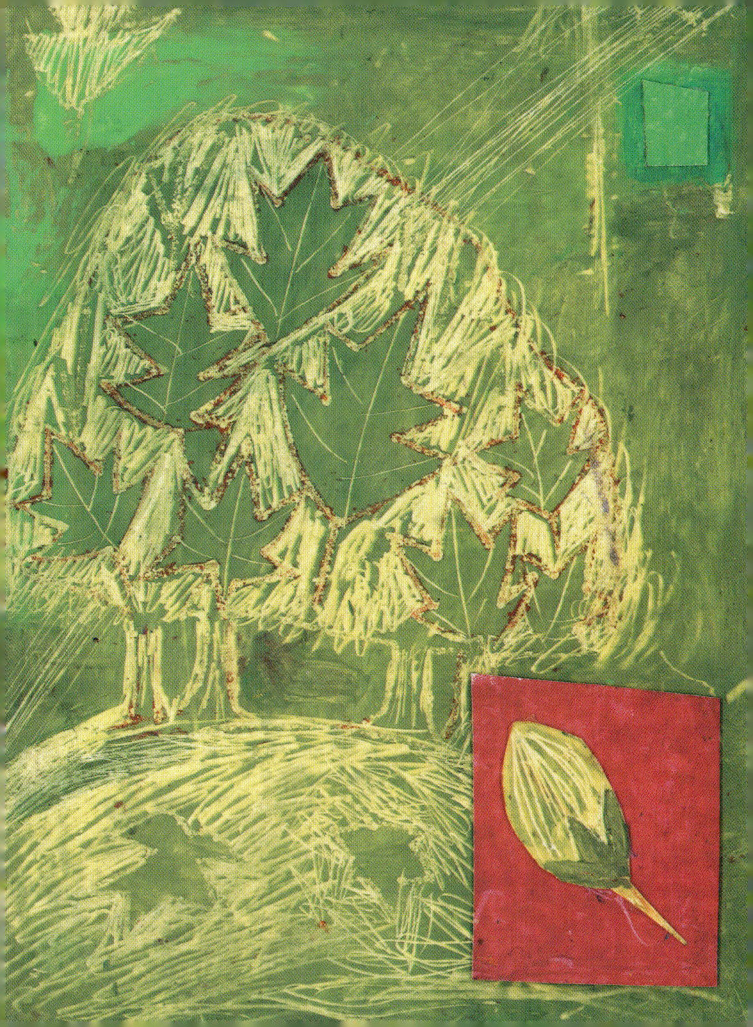

感情面にもたらす効果

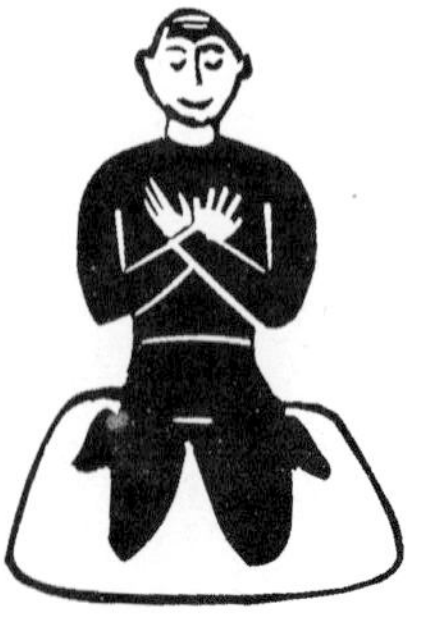

自由に感情を表現してください
レイキ・ヒーリングは
長い間心のなかに閉じ込めていた感情を
開放する手助けになることがあります。

レイキ・ヒーリングは通常、受け手のやる気を起こし、意思決定能力を高めます。普段から不安を感じやすい人なら、レイキ・ヒーリングで感じにくくすることも可能です。レイキはまた、受け手の心に健全な自尊心を育《はぐく》みますし、短気を改善して、人に寛容になる余裕を与えてくれたりもします。さらに、心のなかにずっと何年も閉じ込められていた怒りや悲しみを開放してくれることもあります。レイキ・ヒーリングの最初の効果は、それが感情的なものであれ、精神的なものであれ、肉体的なものであれ、ヒーリングの直後か、24〜36時間の間に現れてきます。

感情の開放を助ける

心に生まれた感情は、どんなに必死になって押えたり無視しようとしたりしても、体から切り離してしまうことはできません。ですから、心の問題が解決されないままでいると、体のなかのエネルギーの流れがどこかで必ず阻害されます。レイキは、このエネルギーの流れを潤滑に戻し、それによってあなたの鬱積《うっせき》した感情が開放されて、過去の心の傷が癒されるのです。

ときおり、レイキ・ヒーリングを受けると気分が悪くなったり、感情的に強い反応を起こす人がいます。人によっては、泣きはじめたり、ヒステリックに笑い出したりする場合もありますし、激しい疲れを感じるという人もいて、さまざまです。

これは、受け手にとっても、経験が浅くて対処の方法がよくわからないレイキ・セラピストにとっても困りものです。しかし、一番いい方法は、このあとまたヒーリングを続けても大丈夫だと思えるまで、思い切り泣くのでも笑うのでも、感情を出し切ってしまうことです。レイキ・セラピストは、落ち着いて、穏やかに見守っているだけでいい場合もあります。また、「そのように感情があふれ出すのはよくあることなのだ」と教えてあげるだけでも、受け手の安心感が違ってくるでしょう。

カレン（女性・37歳）の場合

カレンはかつて激しい鬱《うつ》状態になり、何ヶ月もの間教師の職を休まなければならないことがありました。精神科医に診てもらったところ、抗鬱剤を処方されましたが、副作用が出たため、その後レイキ・ヒーリングを受けてみることにしたのです。

カレンは数日おきに短くて穏やかなレイキ・ヒーリングを受け、そのなかでレイキ・セラピストに励まされながら、今感じていることや、これまでの経験についてできるだけ話すようにしました。すると、カレンは次第に自信を取り戻しはじめ、心が落ち着いてくるようになったのです。その後、カレンは精神科医にかかる必要もなくなり、仕事に復帰しました。

人生は、カレンにとって今でも楽ではありません。仕事でもさまざまな困難に出会います。しかし、現在ではレベル1（ファースト・ディグリー）も修了して、毎日自己ヒーリングを行い、さらに同僚を助けることもできるようになっています。もう抗鬱《うつ》剤はまったく飲んでいません。

心の扉を開くレイキ

「これまでの人生はずっと、ドアを叩いているのに誰も返事をしてくれないような、そんな感じがしていました。でも、レイキは私を迎え入れてくれたのです」　レイキ・ヒーリング体験者

新たな自信

人は、自尊心をなくすと、自分の可能性が見えなくなってしまいます。世の中には、自分に自信が持てないという人はたくさんいます。まだやってもいないのに「できない」と決めてかかったり、せっかく何かをやり遂げても「よくやった」と素直に自分を認められなかったりすることは誰にもでもよくあることです。批判ばかり気にして、自分はだめだと思い込んでしまったり、たとえうまくやっても、「運がよかったからだ」とか「たまたまタイミングがよかったんだよ」などと言って片づけてしまったりしたことは、あなたにも経験があるのではないでしょうか。

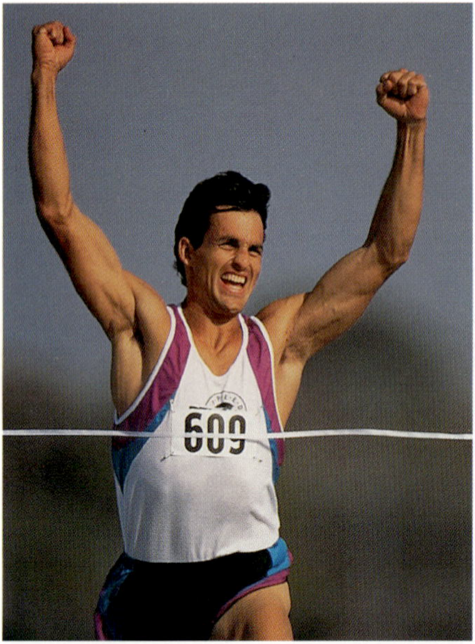

勝利への意気込み

定期的にレイキ・ヒーリングを受けていると、新しいことにどんどんチャレンジしていこうという気持ちがわいてくる自分に気づくことがあります。

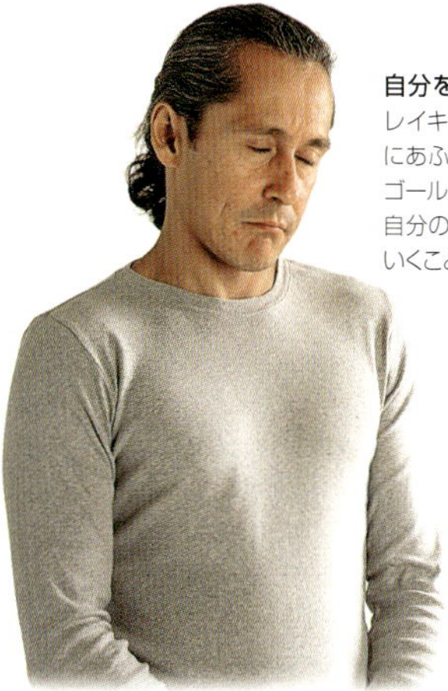

自分を信じて

レイキの癒しのエネルギーが体にあふれると、しっかりと将来のゴールを設定し、それに向かって自分の可能性を最大限に広げていくことができるようになります。

もう怖くない

それまでストレスの原因にしかならなかった状況を、自分に自信を持って乗り越えていくことができるようになるのも、レイキの贈り物の1つです。

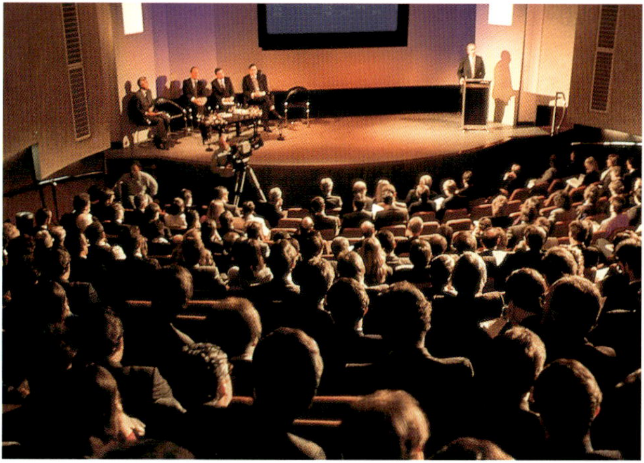

精神面への影響

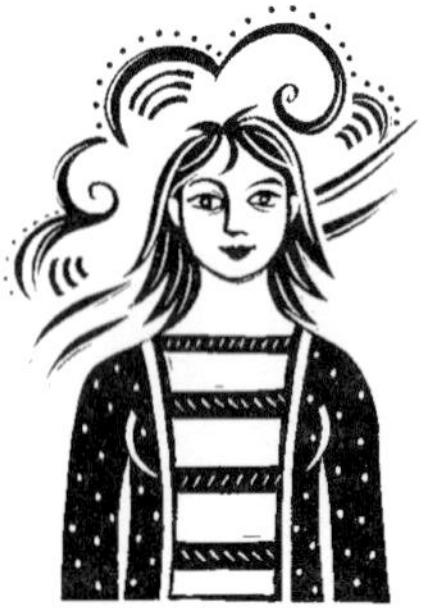

心の安定

私たちはみな、心の平和と満足を求めています。
レイキの力でそれをかなえましょう。

レイキ・マスターやレイキ・セラピストは、「レイキ・ヒーリングを行う人は、レイキ・エネルギーのおかげで、道徳的にも、社会的にも、精神的にも、よりよい人生を送れる」と信じています。

レイキが人の精神面にもたらす効果は実にさまざまで、「内なる自分」とはじめて向き合うことができ、そのおかげで信念や信仰心を強く確認することができることもあります。もちろん、宗教を信仰するのは個人の自由で、特別に信仰心がなくても、教会やシナゴーグやモスクへ通わなくても、道徳的で高潔な人生を送れると信じている人はたくさんいます。神を信じる必要を感じることなく、日々を満足に暮らしている人は実際に大勢いるのです。

精神の目覚め

レイキ・セラピストのなかには、自分が信仰する神やアラーや仏陀をレイキの力で感じることができ、そのおかげでさらに信仰を強めることがあると言う人もいます。

こうした新たな信仰心の目覚めは、レイキ・ヒーリングを受けた直後に劇的に経験することもありますし、何年もかかる場合もあります。しかし、一般的にはレイキ・ヒーリングの初日か2日目に経験する人が多いようです。

また、レイキ・ヒーリングには、「自分は何者なのか」「自分の居場所はどこなのか」ということを受け手に悟らせ、世界と自分とのつながりを強く感じさせる力もあると言われています。そして、そのようなつながりを感じると、心のなかのさまざまな疑惑は氷解し、受け手は自分の可能性を最大限に伸ばして、精神的な成長をとげていくことができるようになるのです。

レイキ・セラピストから受け手へと流れる

宇宙の生命エネルギーは、力強く振動して心と体のバランスを調整し、元気を与えてくれます。そのため、レイキ・ヒーリングを受けた人の多くは、自分を以前より愛せるようになり、それと同時に、人も愛せるようになると言います。

デニス（女性・28歳）の場合

画家のデニスは、これまでレイキをさまざまな用途に使ってきました。友人や家族、さらには動物にもレイキ・ヒーリングを行ったことはありますが、やはり自己ヒーリングを行う回数が一番多いようです。以前、飛行機でマイアミへ行ったときには、フライト・アテンダントの膝の痛みを癒して、業務を続けられるように助けたこともあります。しかしデニスは、レイキは膝の痛みなど肉体的な問題を解決するだけのものではなく、心の安定をもたらしたり、精神的な強さを与えてくれるものだと考えています。彼女はレイキのことを、どんなときでも助けてくれる友達だと信じていて、その確信にしたがって行動しています。実際にレイキは、彼女に深い洞察力を与えてくれ、日々出会うさまざまな人々の苦痛やトラウマを敏感に感じ取ることができるようになりました。また、デニスは、レイキのおかげで今までよりしっかりと人の話を聞き、理解する力もついたと感じています。

帰属意識

「人生の旅路のなかで、私は自分がどこから来てどこへ向かおうとしているのか、今とてもよくわかります。宇宙のなかでの自分の居場所がはっきりとわかる気がするんです」レイキ・セラピスト

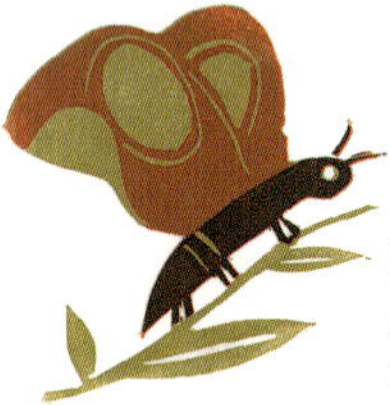

人生の旅

レイキをはじめてから生まれ変わったという人は、その新たな人生をレイキが支えてくれていると感じているようです。

人生の転換期

レイキの影響はときに非常に大きく、それによって人々が新たな人生を歩みだすこともあります。また、苦痛が軽減されたおかげで人生をエンジョイできるようになったという人もいれば、家族や同僚との関係がすっかり円満になって人生が楽しくなったという人もいます。さらには、全速力で走り続けるようなコントロールのきかないライフスタイルから、穏やかで落ち着いたライフスタイルに変化したという例もあります。ただし、このような人生のポジティブな変化は、急に起こるものではありません。家族や友人さえ気がつかないほどのペースで、ゆっくりと少しずつ長い期間をかけて変わっていく場合が多いようです。

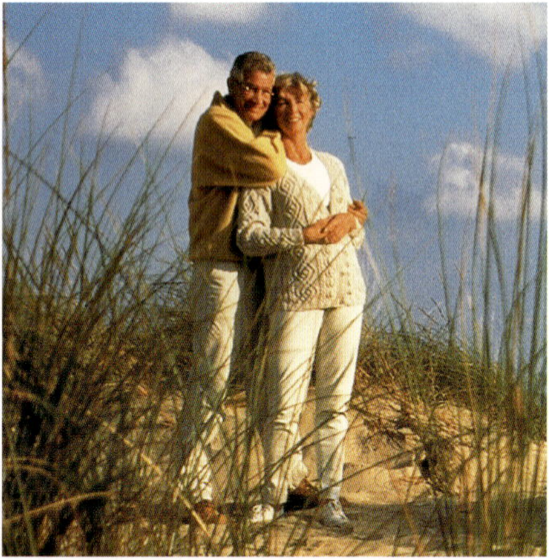

人生の突然の変化

レイキ・ヒーリングを受けると、それまで見えていなかったチャンスにふと気づくことがあります。そして、レイキは、そのようなチャンスをつかむための「やる気」も与えてくれます。心が元気になれば、体にも変化が現れます。目が輝き出したり、呼吸が深くなったり…。するとまた、物ごとに前向きに取り組めるようになるのです。

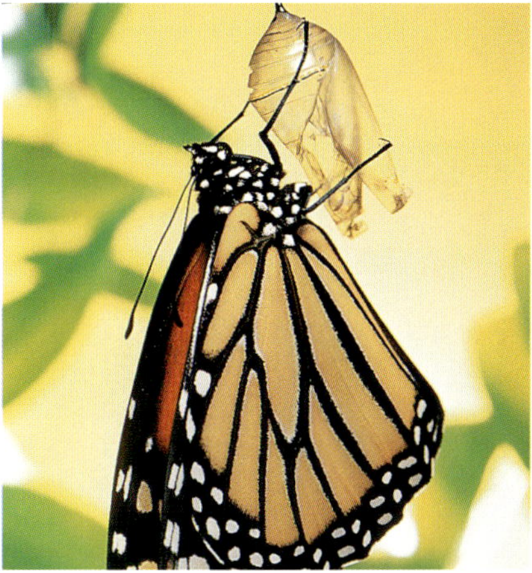

新しい世界

サナギが蝶に姿を変えるように、レイキによってもたらされた意識の変化が人生を大きく変えることがあります。

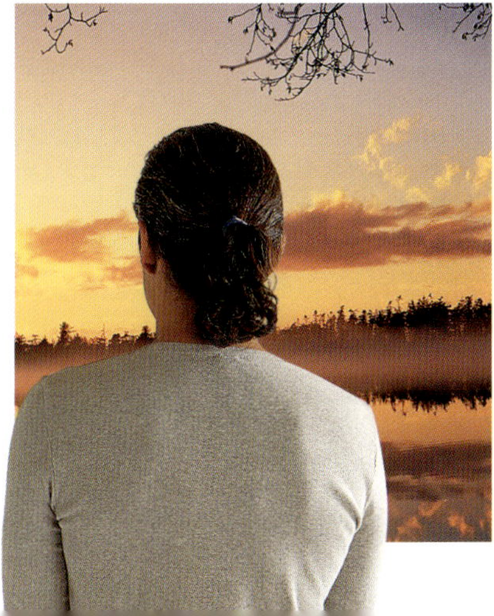

視野を広げる

レイキ・ヒーリングで世界が広がり、自分に自信がつくと、人生の新たな方向へさまざまに枝葉を広げていくことができるようになります。

肉体への影響

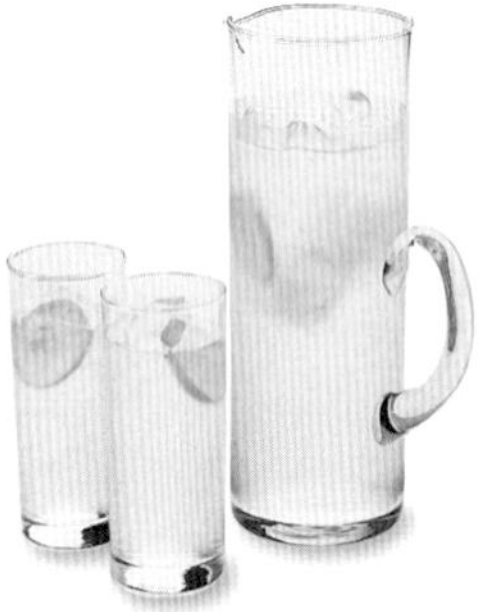

毒素を洗い流す
水には体から毒素を取り除いて
疲れを癒す働きがあり、
健康のためには欠かせません。

レイキには体から毒素を出す効果があると言われています。たとえば、レイキ・ヒーリングを受けたあと、いつもよりトイレが近くなったり、よく汗をかいたり、おなかがゴロゴロ鳴ったり、ガスがよく出るようになったりすることがあります。しかし、心配しないでください。もちろん、まわりに人がいれば少し恥ずかしいかもしれませんが、どれもごく自然なことばかりです。レイキには解毒作用がありますので、ヒーリングの前後でたっぷりと水分を取っておくことがとても大切です。いずれにしても、体を最適な状態に保つには、少なくとも1日グラスに8杯は水を飲んでください。紅茶やコーヒーは数には入りません。逆に、カフェインを取ると、それを体から洗い出すためにさらに多くの水分が必要になります。健康でリラックスしたライフスタイルを送るためのガイドラインについては、156〜173ページを参考にしてください。

治癒反応（好転反応）

レイキの肉体への影響は、セッション（施術）のあとや、セミナーでアチューンメントを受けたあとに出てきます。たとえば、悩んでいた痛みなどの症状が一時的に以前よりひどくなり、その後すっかり消えて2度とぶり返さないというようなことが起こるのです。

もちろん、何も悪くなることなく、あっさりと痛みが消える場合もあります。別のケースでは、まったく関係のない痛みが体のどこかに出てきて、それが1〜2日続き、その後、その痛みもそれまで悩んでいた痛みも全部うそのように消えてしまうということもありました。つまり、レイキ・ヒーリングの影響はすぐに出ることもあれば、長くかかることもあり、症状が改善する前に一時的に悪化する場合もなかにはあるということです。また、慢性的な疾患からくる痛みは、レイキの力でも消えないことがあります。しかし、そのような場合でも、レイキ・ヒーリングで気持ちをリラックスさせたり、疲れを癒したり、体内のエネルギーのレベルを上げたりすれば、痛みをやわらげる助けになるようです。

医師に相談する

痛みなど肉体的な症状がある場合は、レイキ・ヒーリングを受ける前にきちんと医師に診てもらうのが賢明です。精神的な症状の場合も同じで、レイキ・ヒーリングの前に精神科医の診断を受け、それをレイキ・セラピストにも伝えておくようにしましょう。

レイキ・ヒーリングは内科・外科的治療や精神医学的治療の代わりになるものではありません。

心から

「(レイキのおかげで)動悸がおさまり、20年前より元気になりました。私の人生は今が黄金期です」レイキ・ヒーリング体験者

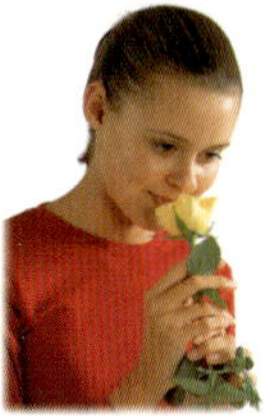

人生を楽しむ
レイキ・ヒーリングを受けると、ほんのちょっとしたことにでも、よろこびを感じるようになります。

さらに健康な体へ

レイキ・ヒーリングの効果は、ヒーリングの直後に出てくることもあれば、1〜2日かかることもあります。具体的な効果の内容は人それぞれで、エネルギー・レベルが高まって元気になったり、体がリラックスしたり、動悸がおさまったり、血圧が下がったり、頭痛や歯痛などの痛みがやわらいだり…といった例が挙げられます。また、喘息や湿疹などの長期的な症状も、定期的なレイキ・ヒーリングによって緩和されることがあります。

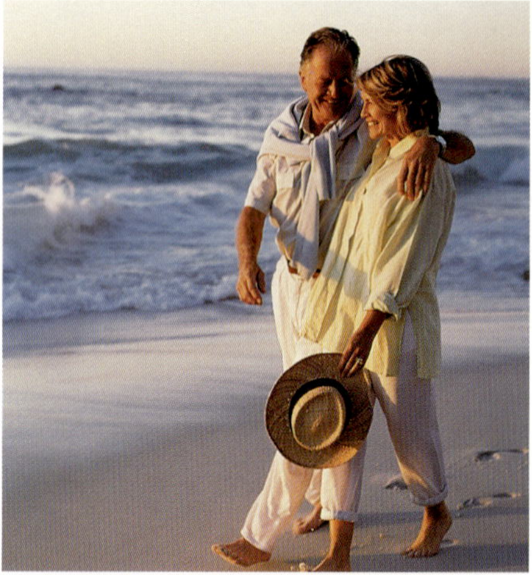

地上《ここ》より永遠に
慢性的な疲労に悩んでいた人がレイキ・ヒーリングを受けたあと、すっかり若返ってエネルギッシュになったという報告がたくさんあります。

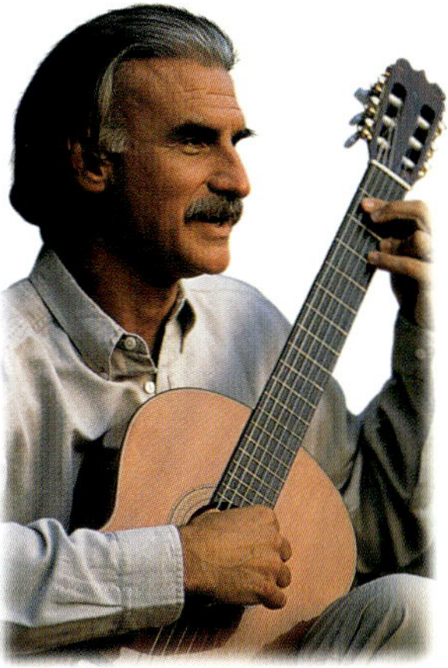

リン（女性・52歳）の場合

主婦のリンは、もうずいぶん前から5分と続けて歩くことができなくなっていました。しかし、2000年にレイキ・ヒーリングのセミナーを受けてからは、まるで新しい人生を授かったかのようです。先日、休みの日に歩いてみると、息を切らすことなく1時間以上も歩くことができました。

人生を楽しむコツ

レイキはあなたのやる気を起こしてチャレンジ精神を旺盛にしてくれるので、いくつになっても新しいことに興味を持ち続けられます。

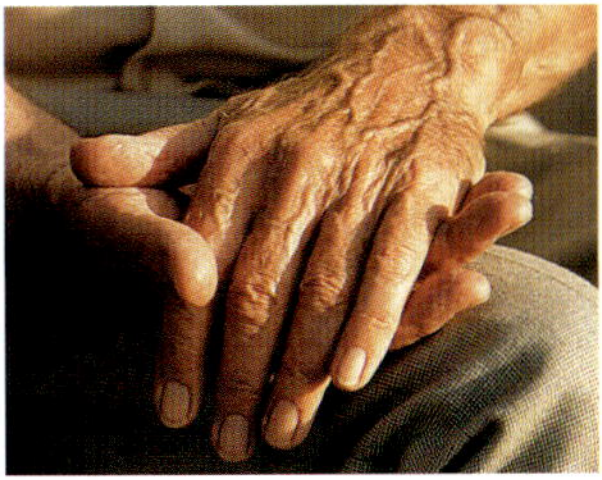

柔軟性を取り戻す

年齢とともにこわばっていった関節が、レイキ・ヒーリングで柔軟になることがあります。

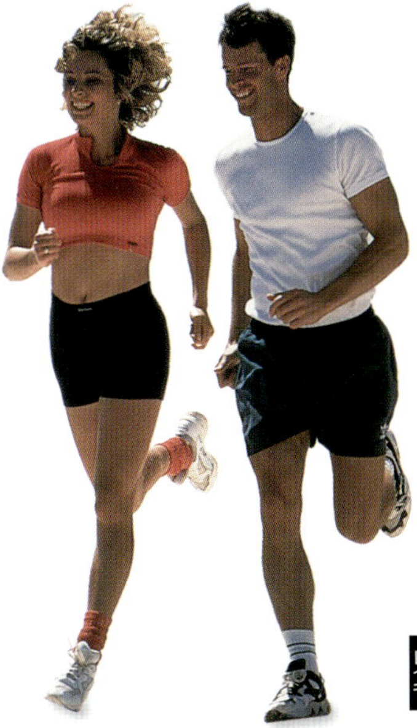

いつも健康な体で

「レイキ・ヒーリングを受けるようになってから、体にエネルギーが満ちあふれてきたような気がする」という人がたくさんいます。

健康な食生活

体を内側から浄化する

レイキの浄化パワーで心と体をきれいに洗い流し、
正しい食生活でエネルギーを補って、
体を活性化させましょう。

健康に気をつけて毎日の生活を送れば、肉体も頭脳も精神も健全に保てます。あとで紹介する「バイタリティー・プログラム」や「リラクセーション・エクササイズ」でさらに健康への意識を高めることも可能です。

体にいいものを毎日規則正しく食べ、たっぷりと水分を取る。これが健康な生活に何よりも大切なことです。このような基本的なガイドラインや、次ページから紹介するポイントは毎日守ってください。ただ、そのためにこれまでとライフスタイルが大きく変わる場合は、必ず事前に医師と相談してください。すでに何か疾患をお持ちの方は、特に注意が必要です。

浄化作用のある食べもの

できるだけ加工品は避け、新鮮なものを食べるようにしましょう。新鮮なくだものや野菜を含んだ、バラエティーに富んだ食事内容になるよう注意してください。また、以下に示す主な栄養素をしっかりと取るように心がけましょう。

- 肉(鶏肉もふくむ)や魚のたんぱく質。
- 卵、チーズ、牛乳、そのほか乳製品のたんぱく質(肉・魚からとる量よりは少な目)とカルシウム。
- ナッツ類、エンドウ豆・レンズ豆など豆類のたんぱく質。
- 豆類、大麦・ふすまなど穀類の炭水化物と繊維。くだものと野菜からも、量は少ないものの炭水化物と繊維が取れます。

ベジタリアンの場合は、2番目と3番目のグループを多く取るようにしましょう。乳製品なども禁じている徹底した菜食主義の場合は、3番目のグループを多く取るといいでしょう。いずれにしても、たんぱく質を十分に取るように心がけてください。たんぱく質の摂取量を増やすには、豆類と穀類を一緒に取るようにすれば、肉類とほぼ同等量が取れます。

食物から浄化・解毒効果を最大限に得

るには、少なくとも1日に1食は全粒小麦のシリアル、全粒小麦のパン、全粒小麦のパスタを取るようにしてください。サラダをたくさん食べ、それ以外の形でも野菜をできるだけたくさん取るようにしましょう。

水のヒーリング・パワー

1日のはじまりに、グラス1杯の水に新鮮なレモンをひと絞りしたものを飲みましょう。体を浄化する働きがあります。また、毎日少なくともグラス8杯は水を飲むようにしてください。レイキ・ヒーリングの前後には、少なくともグラス1杯の水を飲むのを忘れないようにしましょう。

体に栄養を

健康に注意して正しい食生活を送る。それが、あなた自身やあなたの肉体の健康に敬意を表すシンプルな方法です。

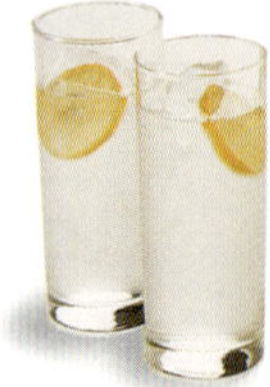

体を活性化する
1日最低グラス8杯の水で疲労を取り、エネルギー・レベルを上げましょう。

体にいい食べ物

食生活を改善し、水分をたっぷり取るようにすれば、心も体も健康になれます。あなたのエネルギー・レベルを上げるには、まず肉体の健康を保っておかなければなりません。気分が落ち込んだときにジャンク・フードに走る人が多いようですが、これは栄養価はほとんどない上に、体に毒素を取り除く負担をかけるばかりです。

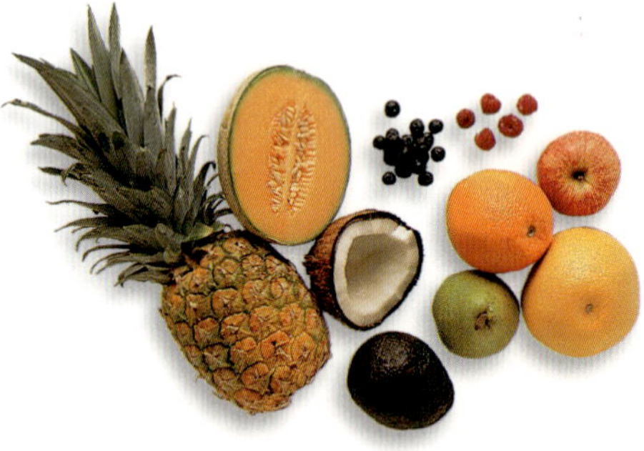

くだものの甘さ
くだものを十分に取りましょう。ココナッツは繊維質を補ってくれますし、アボカドはカリウムとビタミンEが豊富です。

自然の薬
ニンニクは血圧を下げたり鼻粘膜の充血を緩和したりするのに役立つほか、抗ウイルス性や抗菌性の物質も含んでいます。

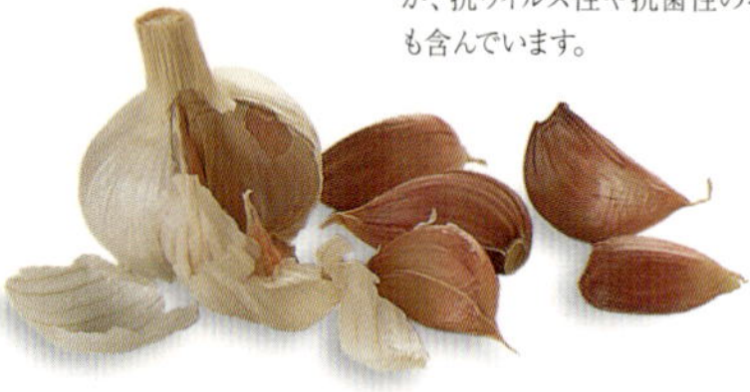

嗜好品を絶つ
私たちは失敗したりがっかりしたりしたときに、チョコレートやタバコで気分を紛らわせることがあります。定期的にレイキ・ヒーリングを受けていると、このような嗜好品をやめるのが楽になります。

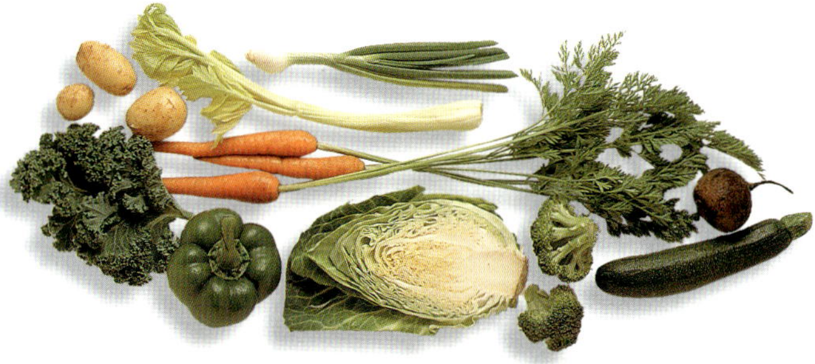

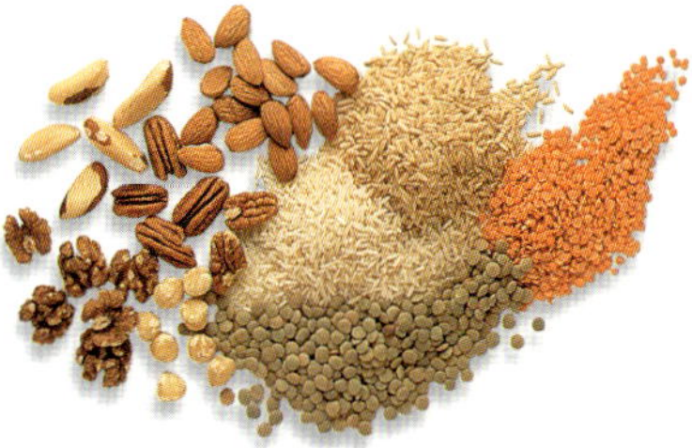

バランスのとれた食事

ベジタリアン食は昨今ますますポピュラーになりつつあります。ナッツ類や豆類をしっかりと取って、たんぱく質の摂取量を増やすのを忘れないようにしましょう。

自然のジュース

くだものや野菜は、ほとんど何でもジュースにできて、ビタミンもたっぷりと取れます。ぜひ、下の組み合わせを試してみてください。

- バナナとキウィ
- レモンとバナナ
- ニンジンとリンゴ
- キュウリとセロリ
- ラディッシュとキュウリ

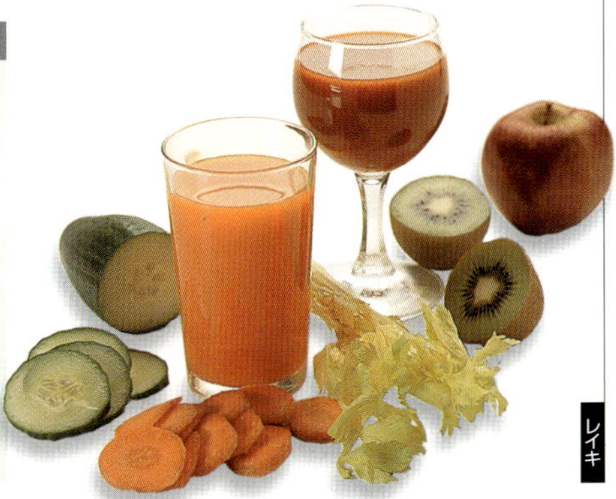

バイタリティー・プログラム

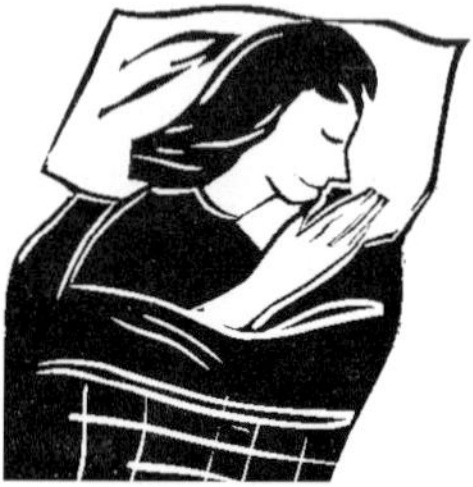

いい夢を

レイキは睡眠障害を克服する手助けをしてくれます。
私たちはぐっすりとよく眠れてこそ
健康になれるのです。

あなたの活力や生命力を高める「バイタリティー・プログラム」は、健康的な食生活を送り、たっぷりと水分を取るのが基本です（ここまでのページを参照）。そのほかに大切なのは、エクササイズ、睡眠、スキン・ブラッシングで、週に1度か月に1度は丸1日絶食するのもいいでしょう。また、毎日の自己ヒーリング（p.138-139を参照）を忘れないようにしてください。レイキには解毒作用を促進する働きや、質のよい深い眠りを誘う効果もあります。

以上の内容を、たとえ1～2週間だけでもあなたの生活のなかに組み込めば、健康を実感することができるでしょう。バイタリティー・プログラムをはじめるときは、（特に、それによってこれまでと生活スタイルが大きく変わる場合は）1年のうちで仕事や私生活面に比較的余裕のある時期を選ぶのが無難でしょう。もちろん、医師にもきちんと相談してください。

エクササイズと睡眠

あなたにあったエクササイズを、できるだけ新鮮な空気のなかで行いましょう。エクササイズは週に3回、少なくとも各20分間は続けてください。ヨーガや瞑想などリラクセーションのためのエクササイズを生活のなかに取り入れると、心が落ち着いてストレスが軽減されます（p.162-163を参照）。

また、毎日できるだけ同じ時間に寝て、同じ時間に起きるように心がけましょう。就寝前にクイック・レイキを行うと、ぐっすりと眠れるようになるかもしれません（p.132-133を参照）。

スキン・ブラッシング

入浴前に、固めのスキン・ブラシで肌を元気よくブラッシングしましょう。全身を心臓に向かって長いストロークでブラッシングすると、血行がよくなって神経組織が若返ります。スキン・ブラッシングで死んだ皮膚層や汚れを取り除き、毛穴のつまりを防いで、肌が生まれ変わる力を促進させましょう。ブラシはほかの人と共有しないように注意してください。

解毒ガイドライン

体の浄化をはじめると、体内から毒素が排出されると同時に肌に吹き出物が出てきたりすることがありますが、そのあと肌はすぐにきれいになり、あなたの目は輝きを増してきます。

1日、あるいは2日連続で野菜かくだものを1種類だけ食べるようにすると、急速に解毒を行うことができます。もちろん、1日少なくともグラス8杯の水を飲むのは忘れないようにしてください。ただし、このような断食は、必ず医師の監督下で行いましょう。

質の高い生活を

健康だと毎日の生活も楽になります。よく眠り、規則正しく食事を取り、しっかりとエクササイズもして、たっぷり水分を取りましょう。そうすれば、あなたのエネルギー・レベルは上がっていくはずです。

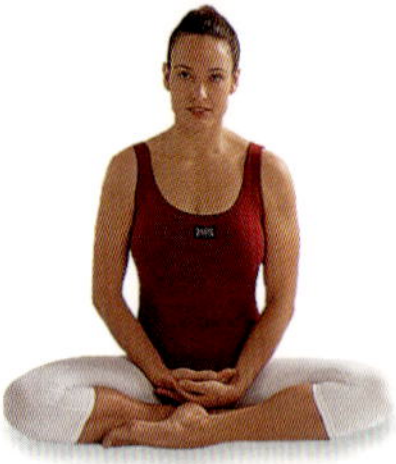

心を落ち着ける
リラクセーション・エクササイズをはじめる前には、まず5分間ゆっくりと深呼吸をしましょう。

リラクセーション・エクササイズ

ほとんどの人は胸や喉だけで、非常に浅い呼吸をしています。お腹と横隔膜をしっかりと使って深呼吸しましょう。赤ん坊や子供を見ていると、自然にそうなっているのがわかるはずです。息を吸うときにはお腹が出て、吐くときには引っ込んでいます。私たちは成長する過程で、今のような浅くて早い呼吸のクセを身につけてしまったのです。

腹式呼吸を学ぶ
歌手は、赤ん坊や子供がするような腹式呼吸のレッスンをします。お腹から深呼吸すると気分がリラックスしますから、ストレスがいっぱいの毎日のなかで、バランスのとれたものの見方を取り戻すためにも、すばらしい方法だと思います。肩の力を抜いて立ち、お腹からゆっくりと息が昇ってくるのを感じましょう。同時に、横隔膜が広がっているかどうかも確認してください。一瞬だけ息を止めて、その後ゆっくりと吐き出します。

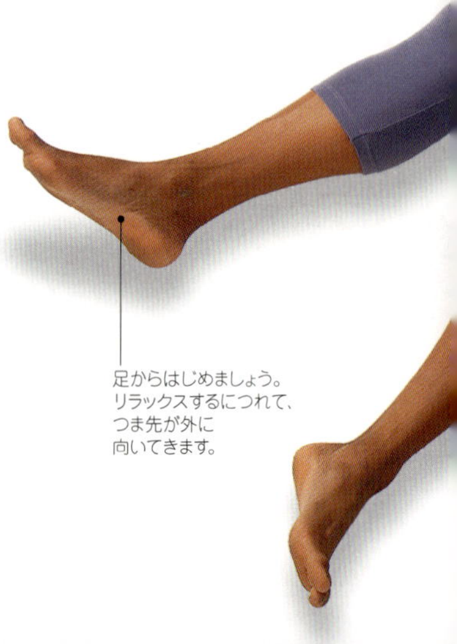

足からはじめましょう。リラックスするにつれて、つま先が外に向いてきます。

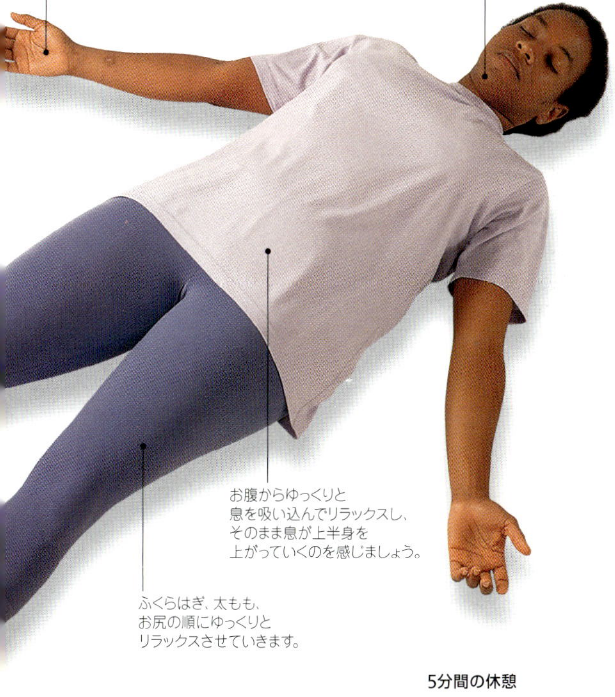
リラックスするにつれて、
指先が内側に向いてきます。
頭と首を
リラックスさせましょう。
呼吸は深く、ゆっくりと。
そのまま息が上半身を

ふくらはぎ、太もも、
お尻の順にゆっくりと

5分間の休憩

床に仰向けになり、手のひらを上にして、腕を広げます。次に、足から頭まで順番に全身をリラックスさせていきます。そのまま数分間じっとしてから、ゆっくりと立ち上がりましょう。

ほかの代替療法との併用

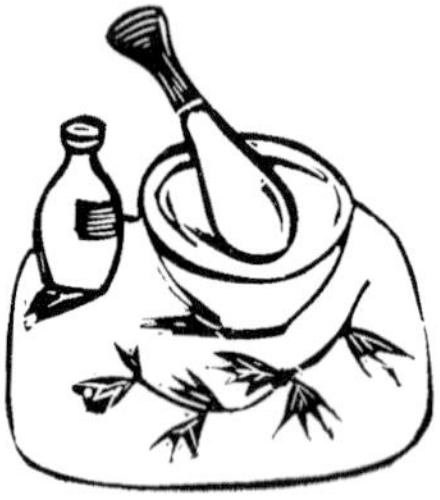

効果を高める
アロマ・オイルやハーブ・オイルに
レイキを送ってみましょう。
エネルギーをたっぷり吸収して、
ヒーリング効果が高まります。

レイキ・ヒーリングはほかの代替療法と併用できます。すでにほかのセラピーを受けていて、それが効き目があると感じている場合は、レイキを併用すると相乗効果が出ます。実際にいろんな療法のセラピストが、レイキ・ヒーリングを併用して全体的な効果を上げています。また、レイキ・ヒーリングは、従来の医療にともなう副作用から体を守るためにも使われることがあります。たとえば、手術前に行うと、心の準備を整えてリラックスするのに役立ちます。ハーブや漢方薬、また医薬品と併用して効果を上げることも可能です。

ほかのセラピーを受ける前にレイキの自己ヒーリングを行っておくと、セラピーの効果が高まります。その場合は、礼儀として、セラピストに一言断りを入れておくのが望ましいでしょう。

また、レイキ・ヒーリングは、ほかの代替療法のセラピストに、施術に必要なスタミナやパワーを与えることもできます。

アロマセラピーとマッサージ

アロマセラピーの前に、アロマ・オイルにレイキを送ると、そのオイルがヒーリング・エネルギーを吸収するため、セラピーの効果が高まると言われています。もちろん、漢方薬やハーブにも同じ効果が期待できます。

マッサージや指圧では、体のこわばっている部分にレイキを送るのもいいでしょう。オステオパシー(整骨療法)やカイロプラクティックでも、問題の部位にレイキを送っておくと効果が上がることがあるようです。

クリスタル(水晶)・ヒーリング

クリスタルにはエネルギーを集めて強める働きがあると信じられていて、クリスタル・ヒーリングではそのエネルギーを、体内でエネルギーの停滞が起こっている場所に送ります。レイキ・ヒーリングは、そうした停滞の根本原因を正すために、クリスタル・ヒーリングの前に行われる場合があります。

催眠療法(ヒプノセラピー)

ハンド・ポジションの1から5までを催眠療法の前に行っておくと、催眠状態にするのにかかる時間が短縮されることがあります。催眠療法によって入る深くリラックスした状態と、レイキ・ヒーリングのリラックス状態には似たところがあるようです。

瞑想や、歌を歌うときにもレイキは役立ちます。レイキ・ヒーリングでリラックスすると、筋肉の緊張が取れて呼吸が深くなるからです。

相性

レイキはほかのどんなセラピーとも相性がよく、ヒーリング効果を高めたり、瞑想を深くしてくれたりします。

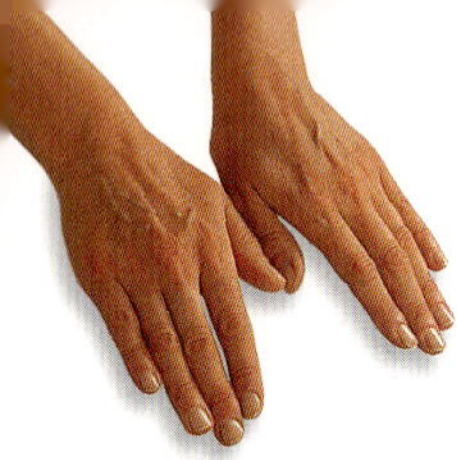

リラックス
両手を軽く振って、
緊張を解きほぐしてください。
この方法は、肩、腕、首にも有効です。

クイック・ストレッチ

ヨーガや太極拳は体内のエネルギーの流れを改善します。そのため、レイキとも非常に相性がいいのです。しかし、ヨーガや太極拳をゆっくりやっている時間がないという人は、次に示すクイック・ストレッチを代わりに行ってみてください。

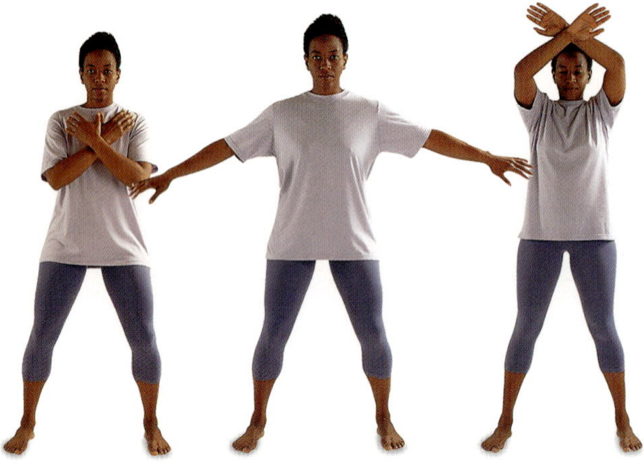

腕のストレッチ

1 足を開いて楽に立ち、軽く膝を曲げます。両手を胸の前で交差させ、息を吸い込みましょう。

2 息を吐きながら、交差していた両手を左右に振り出し、ふたたび胸の前で交差させます。この動作をあと2回繰り返します。

3 息を吸い、交差していた両手を弧を描くように頭上に振り上げ、息を吐きながら、胸の前に戻します。あと2回繰り返します。

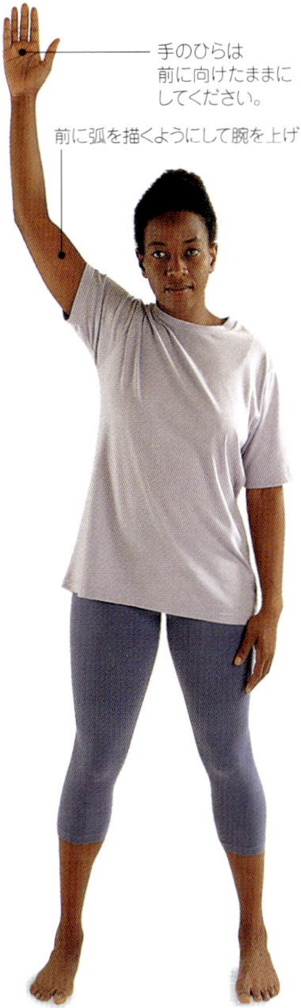
手のひらは
前に向けたままに
してください。
前に弧を描くようにして腕を上げていきます。

側面のストレッチ

まっすぐに立って、肩とあごを楽にします。ゆっくりと右側に体を曲げ、手を足に沿って下ろしていきます。そのまま首・上半身・腰の左側を数秒間ストレッチしましょう。それができたら、ゆっくりと体を元に戻して一息つきます。今度は、反対側で同じ動作を繰り返します。ここまでの動作を数回行いましょう。

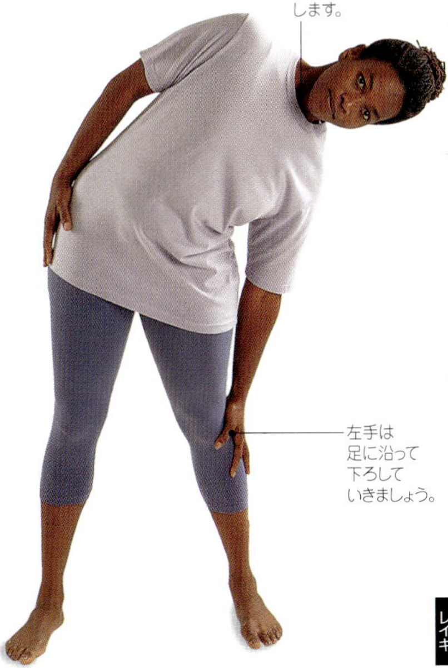
首をやさしく
ストレッチ
します。
左手は
足に沿って
下ろして
いきましょう。

肩を回す

片手を上げ、ゆっくりと頭のうしろまで引いてストレッチします。反対側の手でも同じ動作を繰り返しましょう。

瞑想

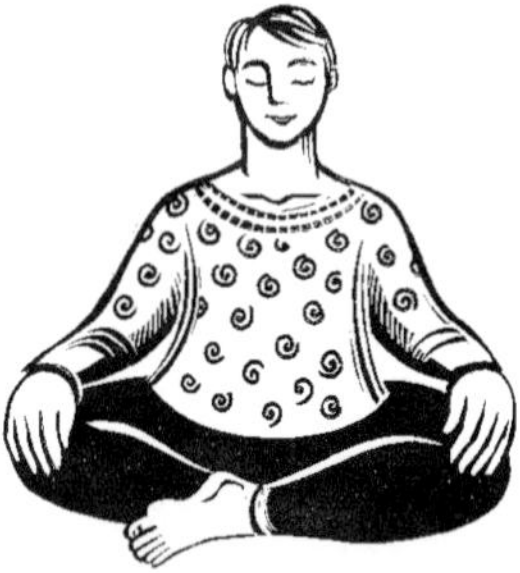

深呼吸でリラックス
息を吸うときは、
心のなかで「リ」と静かに唱えましょう。
息を吐き出すときには「ラックス」と唱えます。
以上を10回繰り返してください。

瞑想の効果はおもに集中力をつけることと、心を落ち着かせることです。瞑想にはレイキ・ヒーリングとよく似ている点がたくさんあります。

瞑想を毎日の生活に取り入れれば、心が落ち着き、体が休まり、精神がリフレッシュします。毎朝ほんの5分間行うだけでも、1日をリラックスした気分ではじめることができるでしょう。また、1度レイキのアチューンメントを受けると、それまでより楽に、さらに深い瞑想状態に入ることができるようになると言います。逆に、瞑想に慣れていれば、はじめてレイキ・ヒーリングを受けるときでも、施術中の静けさを居心地悪く感じずに済むでしょう。

集中力

瞑想に入るときは、目の前にあるものを1つ（たとえば火をつけたロウソクや、花瓶に挿した1輪の花など）選んでそれに神経を集中したり、自分の呼吸に集中してたりして行います。ものにしろ、呼吸にしろ、瞑想の間は何か1点に集中することが大切です。時間を気にしなくていいように、時計のアラームをセットしておくといいかもしれません。

エネルギーの流れを阻害しているものを取り除く

レイキ・ヒーリング中に瞑想を用いると、エネルギーの流れを潤滑にするのに役立ちます。目を閉じて問題の部位に神経を集中すれば、宇宙の生命エネルギーが一番必要とされているところに流れていくのを助けることができます。ちなみに、体のなかには、エネルギーを引き込みやすい場所と引き込みにくい場所があります。また、ときおりレイキ・セラピストの手が熱くなったり、受け手の特定の部位が熱くなったりすることがありますが、これはその部位にたくさんのエネルギーが引き込まれている証拠です。人によっては脈打つような感じがすることもあれば、まったく何も感じないこともあります。

エネルギーの流れが阻害されているのを感じたら、その阻害されている部分をつかんで体から放り出す様子をイメージしてみてください。これでエネルギーの停滞がなくなり、またスムーズに流れはじめます。

邪心を追い払う

瞑想の前には、頭や手を軽く振りながら自由にことばを思い浮かべ、それが頭のなかに音となって現れてくるのに身をまかせましょう。そのうちに邪心が追い払われるはずです。

静けさ

瞑想の前には次のことばを唱えてみてください。
「私の心は穏やかで、私のまわりも穏やかです。
私は静を受け、静を与えるのです」

霊気

あなたを取り巻くレイキ
レイキの文字通りの意味「生命力」を
イメージングして、あなたのまわりの
エネルギーをどんどん取り込みましょう。

イメージング

イメージングのテクニックはさまざまな用途に使えます。美しい景色をイメージして、不安感をやわらげ、心の落ち着きを取り戻したり、体の痛みのある部分を黄金の癒しの光にかざしているところをイメージして癒したり。イメージングの技術をもっとも有効に使えるのは、眠るときでしょう。静かな場面をイメージすれば、落ち着いて眠りにつくことができます。

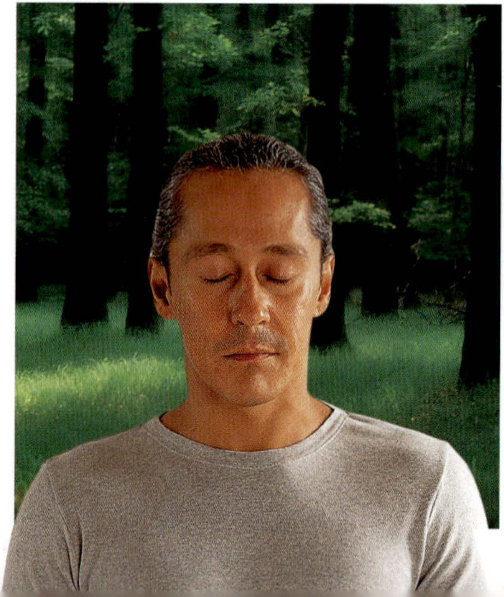

心の旅
今、何かかかえている問題があれば、それがうまく解決した様子をイメージしてみましょう。たとえば、混乱してバタバタしているようなときに、静かで落ち着いた景色を思い浮かべてみたり、病気と闘っているときに、よくなったときの様子をイメージしてみたりするのです。特にこれといった状況がない場合は、レイキのシンボルに意識を集中したり、あなたにインスピレーションを与えてくれる人物を思い浮かべたりするのもいいでしょう。

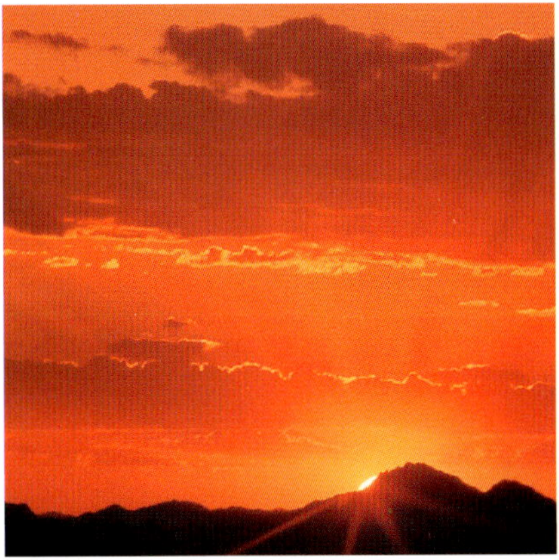

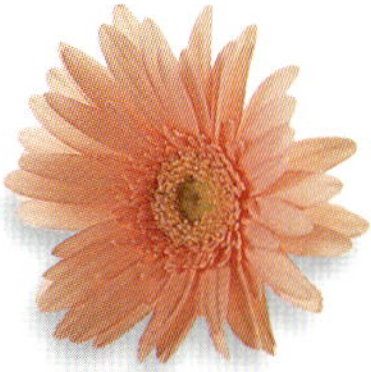

美の真髄
10分間静かに座って心のなかに花をイメージし、その花びらを1枚1枚眺めるようにしましょう。

水平線に浮かぶ希望
美しい夕焼けをイメージするのも、心を落ち着かせてくれます。いろんな色を眺めてください。

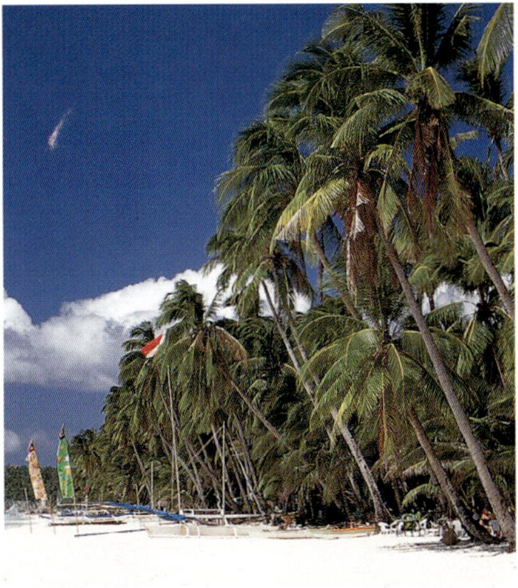

ただ目を閉じてみる
南国の太陽の光をいっぱいに浴びた砂浜をイメージすると、怒りや不満がやわらぎます。

アファーメーション

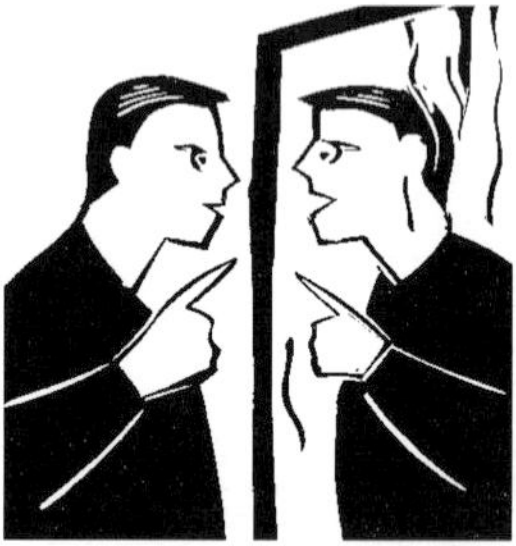

潜在能力を強化する
自分で選んだアファーメーションを
鏡の前で毎日繰り返せば、
あなたの潜在能力を強化することができます。

アファーメーション（ポジティブな状況を表すことば）を唱えると、自分が望んでいるものが明確になって、意思決定がしやすくなります。何度も繰り返し唱えることで、やる気が起き、エネルギーがわき、意志が固まり、目指すゴールに到達することができるようになるのです。

アファーメーションは自己のためにも人のためにも使えます。たとえば、レイキ・ヒーリングを受けているときには、次のようなアファーメーションを唱えてみるといいでしょう。

- 私は元気です。
- 私は心と体のバランスがとれ、健全です。
- 愛と光が私（あなた）に流れますように。

レイキ・セラピストのなかには、アファーメーションのことを「ことばのイメージング」という風にとらえている人もいます。つまり、自分が望む状況を、イメージで表す代わりに短い文章で表してみるのです。少なくとも1日に1回はそれを唱えてみるといいでしょう。

何度も繰り返して心に強く刻みつけるテクニックは、ポジティブ・シンキングのセラピーなどでも使われる重要なテクニックで、多くの人が効果があると信じています。必要なのは、ただ繰り返すこと。すると、いずれそれが現実となるのです。

アファーメーションを考える

まず、目指すゴール（身近なもの）をいくつか設定してみましょう。あとはそれに合わせてシンプルなアファーメーションを考えればいいだけです。ゴールの例としては、次のようなものが挙げられます。

- 人に親切にする。
- 両親の面倒を見る。

- タバコをやめる。
- もっと仕事に集中する。
- 子供にやさしくする。
- 家族のためにもっと時間を取る。
- 自分に自信を持つ。
- 人の不調を癒す。
- 人を幸せにする。

自分に自信を持つ

これをゴールに選んだら、アファーメーションには次のようなものが考えられます。

- 私は人に親切だ。
- 私は魅力的だ(外見と内面の両方で、どこが魅力的なのかを具体的に挙げてみる)。
- 私にはたくさん友達がいる。
- 私は家族に愛されている。

以上のようなアファーメーションを鏡の前で毎日唱えれば、少しずつ自分に自信が持てるようになってくるでしょう。

今日だけは…

今日だけは、悩まず、怒らず、年長者を敬い、正直に働き、すべての命に感謝をささげましょう。

レイキの上級テクニック

レイキへの理解が深まって生活に欠かせないものとなってくると、レイキについてさらに詳しく学びたくなるかもしれません。レベル1（ファースト・ディグリー）は、あなたの体がレイキ・エネルギーを受け入れやすくなるように整えている段階で、レイキをしっかりと理解して最大限の効果を得られるようになるまでには、まだもう少し時間がかかります。この最初のレベルは、上の3つのレベルに行く前の大切な準備段階で、あとから体験する高次元の意識の目覚めに備えているのです。

レイキ・マスターになるためにレイキの理解を深めていきたいという場合は特に、数ヶ月から数年かけてじっくりと学ぶのが望ましいとされています。

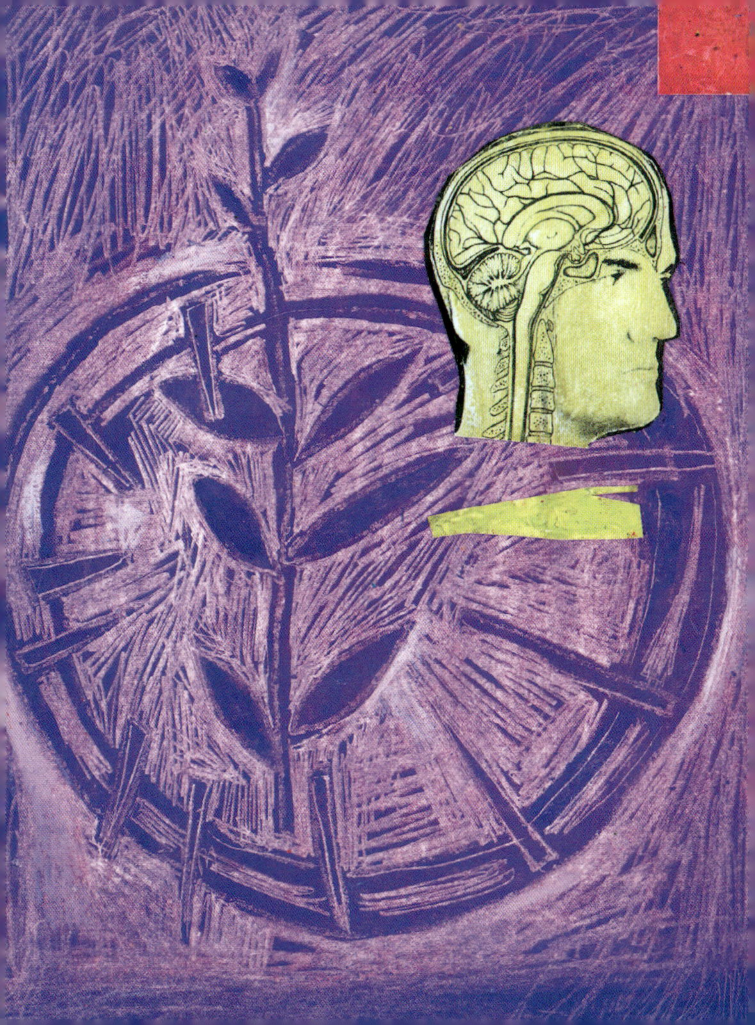

レベル1（ファースト・ディグリー）からレベル2（セカンド・ディグリー）へ

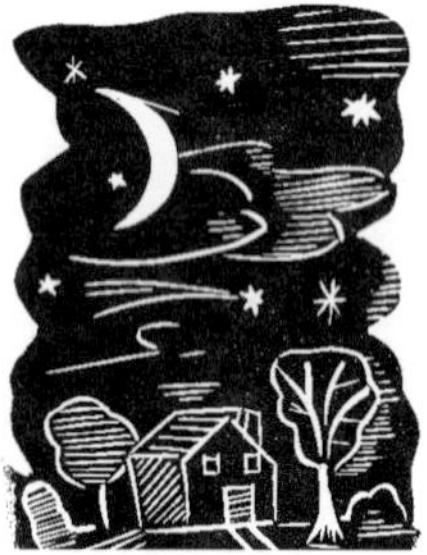

天まで届け

レベル1（ファースト・ディグリー）を習得したら、さらに上へ上へと進んでいきたくなるかもしれません。

レベル1（ファースト・ディグリー）で4回のアチューンメントを受け、レイキへの理解が深まったら、次のレベルへと進むことができます。しかし、レベル1からレベル2（セカンド・ディグリー）へ進む前には、少なくとも3ヶ月は準備期間を取って、その間に定期的にレイキの練習をしてからにしてください。ただし、最終的にレイキ・セラピストになりたいと考えている人は、特にレイキ・ヒーリングについて深い理解が必要ですから、3ヶ月間と言わず半年は間を取ったほうがいいと考えているレイキ・マスターもたくさんいます。

あなたが学んだことをどう自分のものにして利用していくかは、あなたの自由です。ほとんどのレイキ・マスターは、まず毎日の自己ヒーリングを勧めるでしょう。朝はエネルギーを活性化して1日に備えるため、また、夜はよく眠れるように、それぞれ短時間の自己ヒーリングを行うのは、毎日の生活にレイキを取り入れる手段として最適です。

また、できれば1週間に1度以上は、時間を取って自分にフル・セッション（フルコースの施術）を行うのも価値があります。友人や親戚やペットに定期的にレイキ・ヒーリングを行うのも、人の役に立つだけではなく、あなた自身のレイキへの理解を深めたり、エネルギーの流れをさらに活性化したりするのに効果があります。

通常は、レベル1を長く練習すればするほど、レイキに対する視野が広くなり、次のレベルへと入っていきやすくなります。レイキ・ヒーリングの基本的なテクニックを最初の段階でしっかりと身につけて準備を整えておけば、次のレベルでもレイキの力や宇宙やあなた自身をさらに深く理解していくことができるでしょう。

選択肢

レベル1（ファースト・ディグリー）を終えたら必ずレベル2（セカンド・ディグリー）やその上のレベルへ進まなければいけないというわけではありません。レベル1を習得してある程度のヒーリングが行えるようになったら、それで満足して、上のレベルには進まない人もたくさんいます。

次のレベルへと進んでいくためには、レイキに対する大変な献身が必要となってきますので、しっかりと検討してください。自分が本当にこの先もレイキと関わっていきたいのか、あなたがこれからの人生を歩んでいくのに本当にレイキが必要なのかどうか、その答えを出せるのはあなた自身なのですから。

信じること

レイキを信じれば、自分を信じることもできます。レイキを毎日使えば使うほど、どんどん理解が深まっていきます。

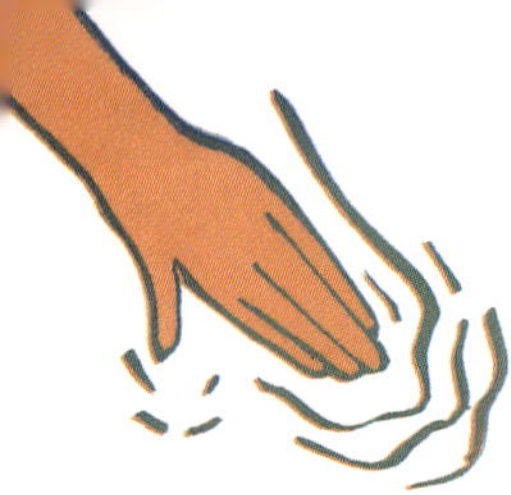

エネルギーの流れが強まる
レベル2(セカンド・ディグリー)を学んだあと
他者ヒーリングを行うと、自分の手がそれまでより
熱くなっているのを感じる人がたくさんいます。

さらに深いヒーリング

レベル2(セカンド・ディグリー)のアチューンメントを受けると、エネルギーの振動が強まり、さらに高次元の意識が目覚めます。レベル2は情緒や意識のレベルに働きかけるのです。自己ヒーリングを続けていれば、人を癒すための力も徐々に強くなっていきますから、レベル2では、目の前にいなくて直接「手当て」ができない人を癒すための「遠隔ヒーリング」も学びます。

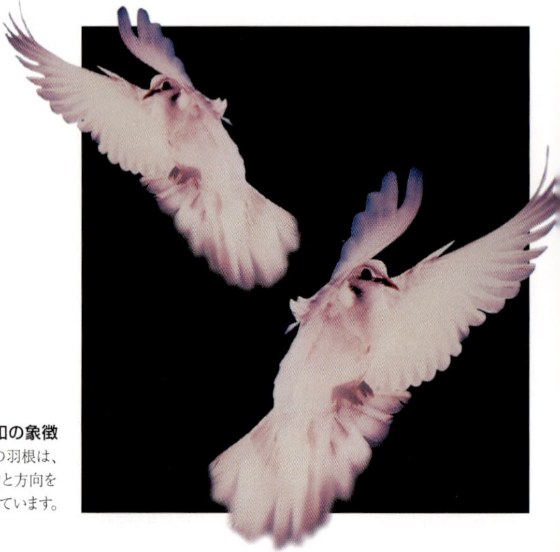

平和の象徴
自由に大空を飛ぶ鳩の羽根は、
レイキの力と方向を
象徴しています。

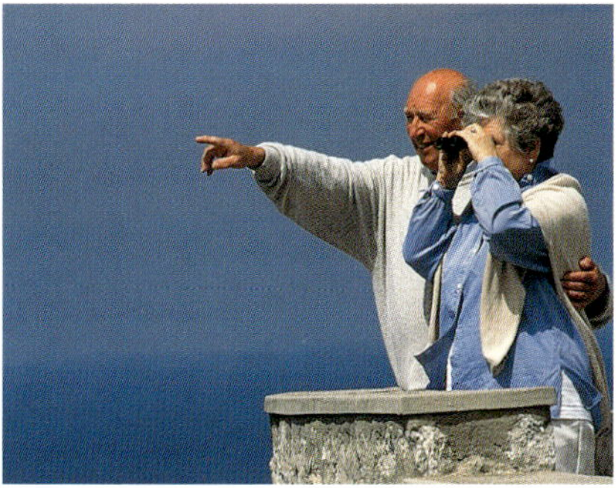

無限の可能性

レベル2（セカンド・ディグリー）はあなたの可能性を広げ、世界中の人々を癒す力を与えてくれます。そのほかにも、さまざまな状況や、人間関係や、人生のできごと（手術や面接や試験など）や、場所にも、レイキを送ることができるようになります。

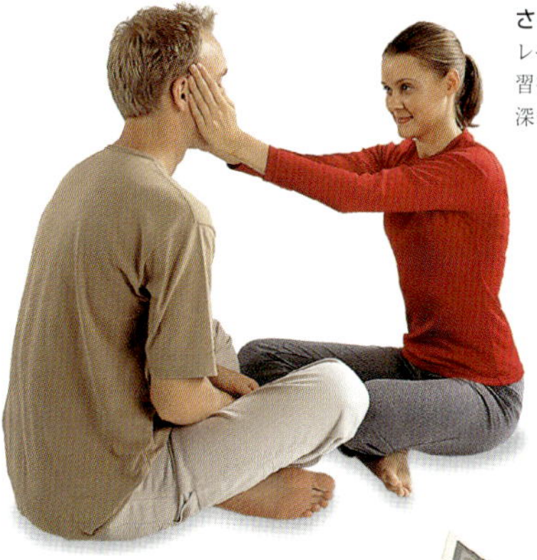

さらなるヒーリング力

レベル2（セカンド・ディグリー）を習得すると、ヒーリング力が強く、深くなったように感じます。

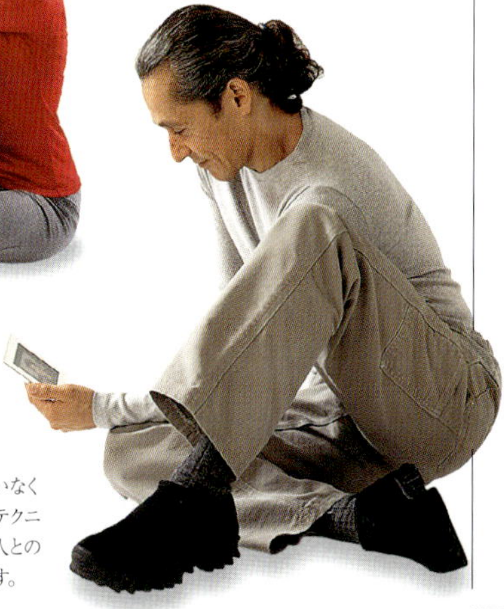

いつも身近に

たとえ愛する人がそばにいなくても、「遠隔ヒーリング」のテクニックを使えば、いつもその人とのつながりを感じていられます。

遠隔ヒーリング

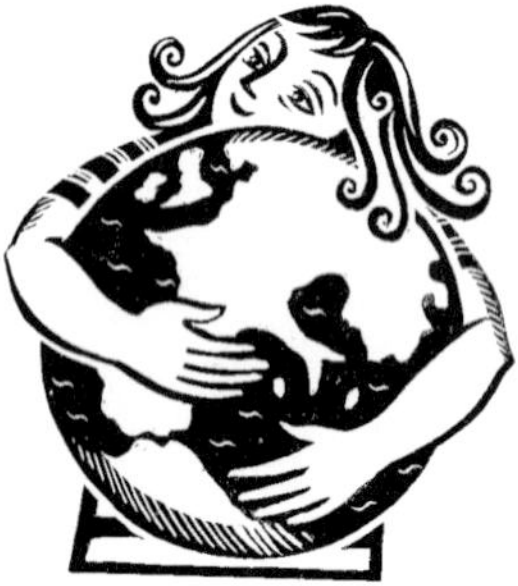

世界を抱きしめて
遠隔ヒーリングには限界がありません。
癒しのレイキ・エネルギーは、
世界中どこへでも送ることができるのです。

直接「手当て」のできない人に行う「遠隔ヒーリング」は、とてもパワフルなテクニックです。もちろん、ほかのレイキ・ヒーリングと同じで、はじめる前にまず受け手の許可を得なければいけません。遠隔ヒーリングでは、受け手の写真やあなたの体を代理に見立ててレイキ・エネルギーを送ってフル・セッション（フルコースの施術）を行うことがありますが、この場合は、あなたの体を代理に見立てるほうが、エネルギーのフィードバックを受けることができるので、よりヒーリングがしやすくなります。しかし、もっとシンプルなのは、受け手の姿を頭のなかに数分間じっと思い浮かべ、その人の体の上にレベル2（セカンド・ディグリー）の神聖なシンボルをイメージしながら、マントラ（p.72を参照）を唱える方法です。これは、状況や場所にレイキを送って事態を改善しようとするテクニックにも使えます。

何か問題を解決するためにレイキを送る場合は、その問題をメモに書いて行うのもいいでしょう。座って神聖なシンボルをイメージし、マントラを唱えながら、そのメモにしばらく意識を集中するのです。それが終わったら、メモを金属か耐熱性の皿に置き、燃やしてしまいましょう。燃えている間は、ふたたびポジティブなヒーリング・エネルギーをその問題に送り込むことに集中しましょう。

グループの力

レイキ・セラピストどうしがグループになって遠隔ヒーリングを行うと、非常に効果が高まります。グループ全員が同じ場所にいる場合は輪になって座り、手をつなぎます。手のひらは上に向けておきましょう。全員がレイキを送る相手の名前や問題についてきちんと把握しておくようにしてください。受け手の写真か、受け手や問題にまつわる「もの」をグループの輪の中心に置いておくのもいいでしょう。準備が整ったら、受け手の名前と状況(問題)を言います。そして、グループのひとりひとりが、静かに受け手に数分間意識を集中します。最後に各自が自己ヒーリングを行ってセッション(施術)を終えるといいでしょう。

グループで協力する

レベル2の参加者の多くは、遠隔ヒーリングを必要としている人のためにグループを組みます。メンバーが1ヶ所に集合できないこともあるでしょうから、そのときは、いわゆる「連絡網」の要領で、各自電話でグループのメンバーに連絡を取って援助をお願いします。そして、メンバーがそれぞれ自分のいる場所から、対象となる受け手にレイキを送ります。この場合は、時間を決めて一斉に遠隔ヒーリングを行ってもかまいませんし、それぞれ都合のいい時間に行ってもかまいません。

心のつながり

離れていると、愛しさも募ります。遠隔ヒーリングは、たとえそばにいなくても、お互いを身近に感じることができます。

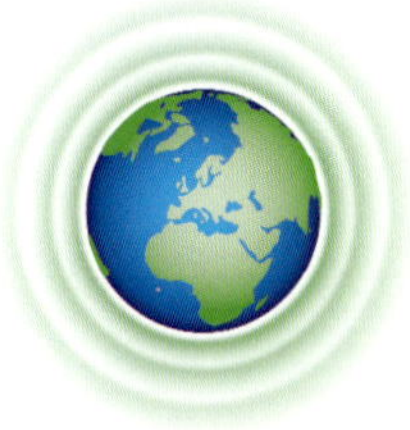

万国共通のことば
レイキは「手で触れたときの感覚」や
「直感」や「エネルギー」という、
世界中の誰にでもわかることばを使っています。

可能性を広げる

遠隔ヒーリングのテクニックを学ぶと、肉体的・精神的な限界が広がります。つまり、以前は「できない」と思っていたことや、距離が離れていて無理だと思っていたことができるようになるのです。レベル2（セカンド・ディグリー）は、情緒や意識のレベルに働きかけますので、いままで感じていた精神的ブロックが消えて感情や意識の流れに広がりが出てスムーズになり、コミュニケーションの能力も高まります。グループでのセッション（施術）はこのプロセスに欠かせません。

遠隔ヒーリングのリスト
遠隔ヒーリングを行いたい相手が何人もいる場合は、受け手の名前を紙にメモしておくことをお勧めします。そして、リストに書かれた全員の名前に意識を集中して、レイキ・エネルギーを送りましょう。遠隔ヒーリングの効果を高めるために、前もってレイキ・エネルギーを送っておいた箱にリストを保存しておく人もいます。

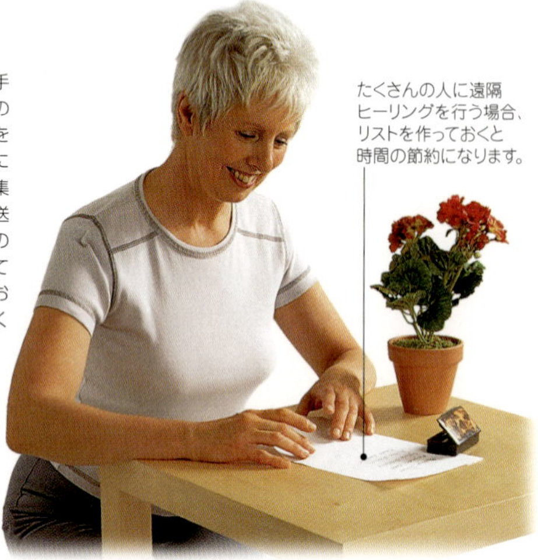

たくさんの人に遠隔ヒーリングを行う場合、リストを作っておくと時間の節約になります。

受け手に10分間
意識を集中しましょう。

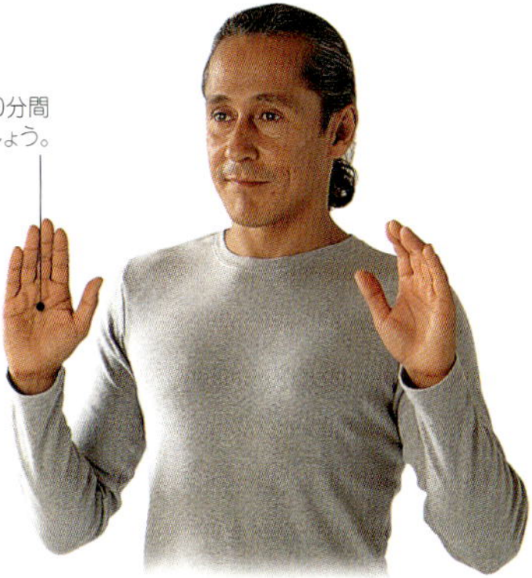

1人でも、グループでも
レベル2（セカンド·ディグリー）では、あなたのヒーリング·テクニックを高め、さらに、ほかの参加者と一緒にレイキ·エネルギーを送る方法を学びます。直接的な「手当て」でも、遠隔ヒーリングでも、その時点で最適だと思われるヒーリングをグループで行います。いずれにしても、グループでヒーリングを行うとレイキの効果は強まります。

静かで安全な環境で
行いましょう。

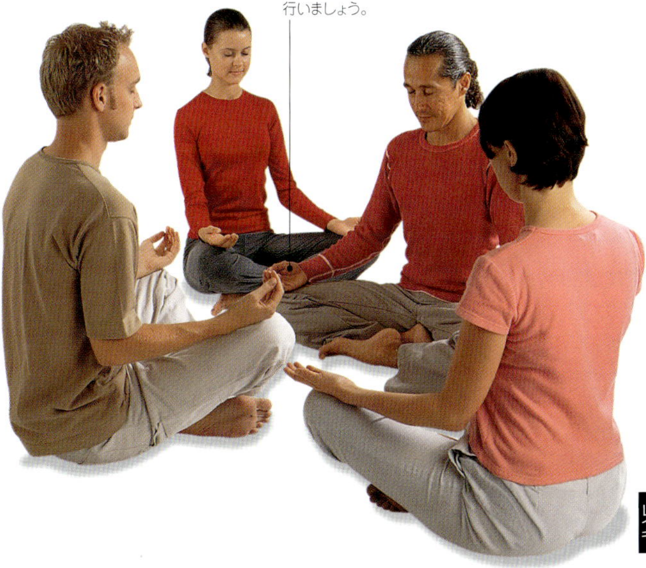

グループ・ヒーリング

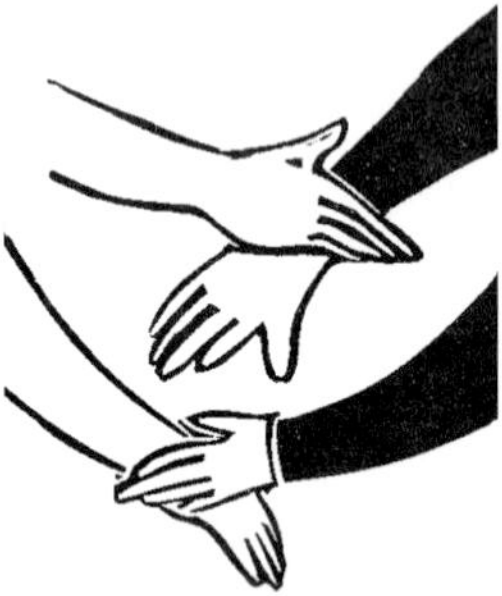

高まるパワー
友人どうしでグループ・ヒーリングを行うと、
圧倒的な精神エネルギーを
感じることが多いといいます。

知識と経験を積めば、ほかのレイキ・セラピストと一緒にグループ・ヒーリングを行うことができます。レベル2(セカンド・ディグリー)では、レイキの送り手がグループを組んで、1人の受け手を「手当て」で癒す方法も学びます。

論理的には、送り手は何人でもかまいませんが、一般的には2人から20人の間がもっとも効果的なようです。送り手がたくさんいることで治療のスピードが早くなったり、レイキ・エネルギーの効果が深まったりします。レイキ・マスターのなかには、ヒーリング力は送り手の数に比例して強くなると言う人もいて、たとえば4人から10分間レイキ・ヒーリングを受けると、1人のレイキ・セラピストから40分間ヒーリングを受けるとの同じ効果があると言われています。

グループでの「手当て」

大勢でグループ・ヒーリングを行う場合、各メンバーが受け手の体のそれぞれ1ヶ所に意識を集中します。メンバーの数が少ない場合は、1人数ヶ所を担当して、セッション(施術)の間に受け手の体のまわりを移動していきます。前もって誰がどこを診るか、また、どの合図で全員が次の部位に移動するかを決めておくといいでしょう。

セッションの前には数分間時間を取って、参加者全員がリラックスしておくようにします。グループのメンバーとそのエネルギーをまとめるため、短い瞑想を行うのを好む人もいます。しかし、ヒーリングそのものに心を落ち着かせる効果がありますので、必ずしも瞑想が必要だというわけではありません。

グループのメンバーどうしで癒し合う

レイキ・ヒーリングの学びはじめは、みな

友人や家族を相手にたくさんレイキを送る練習を行います。一方、セミナーでは、同じ目的を持ったメンバーからグループ・ヒーリングを受けることができます。これは非常に心地よく、癒しの効果も大きく感じます。また、このようにグループのなかでお互いに癒しあうと、とても楽しく、同時に勉強にもなります。

サンディー(女性)の場合

サンディー・リア・シャフリーはとても評判のいいレイキ・マスターで、もう10年以上ヒーリングやセミナーを続けています。サンディーはかつて、17人のレビュー・クラスを受け持ったことがあります。そのうちの8人はレベル2(セカンド・ディグリー)のクラスをすでに終えていました。ちょうどヨハネの祭日(6月24日)、初夏の照りつける太陽の下、サンディーは庭のベンチに寝て、その17人のメンバーからグループ・ヒーリングを受けていました。34本の手が彼女の体に当てられると、サンディーはまるで「1度死んで天国へ上ったみたい」な気がしたと言います。グループ・ヒーリングによる「手当て」は、まるで世界に抱きしめられるような感覚で、子供の頃のつらい思い出や、孤独感や怒りがすべて癒され、あっという間に消えてしまうのです。

Tradition of Exchange

グループ・ヒーリングでは、それに関わるメンバー全員が恩恵を受けます。送り手も、受け手も、みなこの力強い感覚を共有するのです。

変化を意識する

レイキの修得具合を把握するには、レイキを学びはじめてからの毎日の変化を日記につけておくといいでしょう。それによって、大きな人生の出来ごとはもちろん、緩やかで小さな変化にも気づくことができます。あなたに対するまわりの人の反応の変化もメモしておきましょう。レイキをはじめる前とあとで、あなたが普段よく会う人の反応がどう変わってきたかがわかります。レイキ経験者の多くは、自分がレイキを深く理解していくのにしたがって、まわりの人のあなたに対する態度が明らかにポジティブに変わってくると言います。

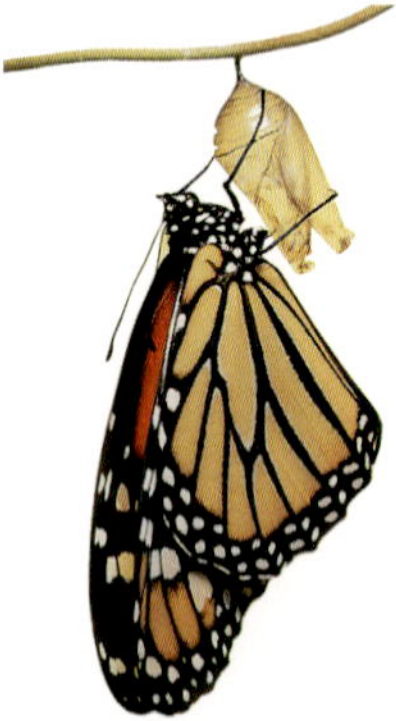

変身

新しい人生の見方や、ものごとに対する取り組み方が具体的に形作られてくると、変化を実感するかもしれません。

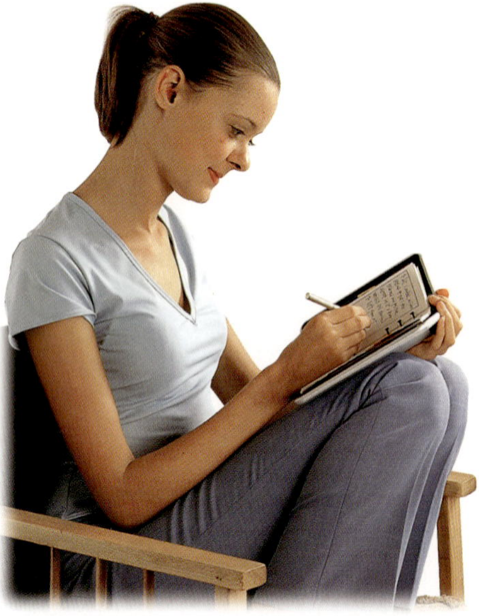

感じたことを書き留める

日記をつけていれば、レイキがもたらした変化を簡単にチェックすることができます。

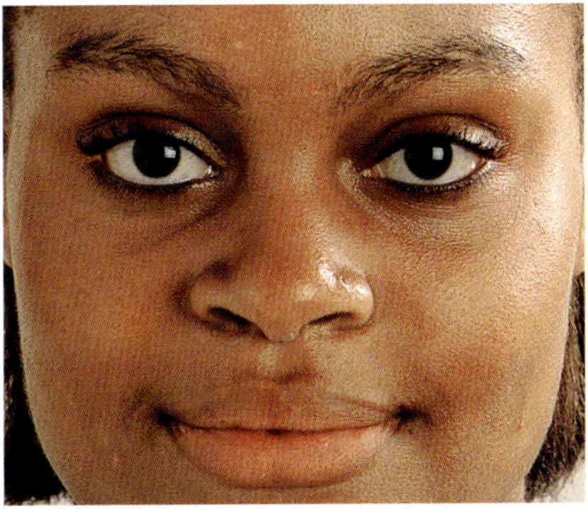

目は心の窓

レイキを学ぶうち、友人などから「目が変わった」といわれることがあります。レイキによって表情が落ち着き、目が澄んでくるためでしょう。

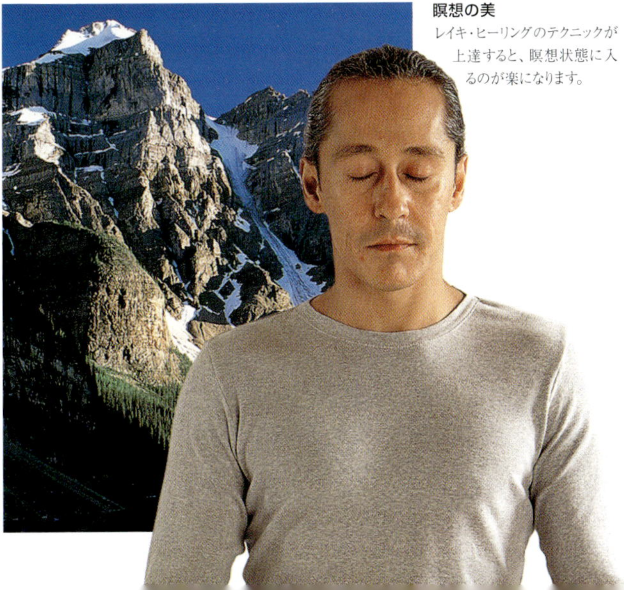

瞑想の美

レイキ・ヒーリングのテクニックが上達すると、瞑想状態に入るのが楽になります。

レイキ・マスターとのつながり

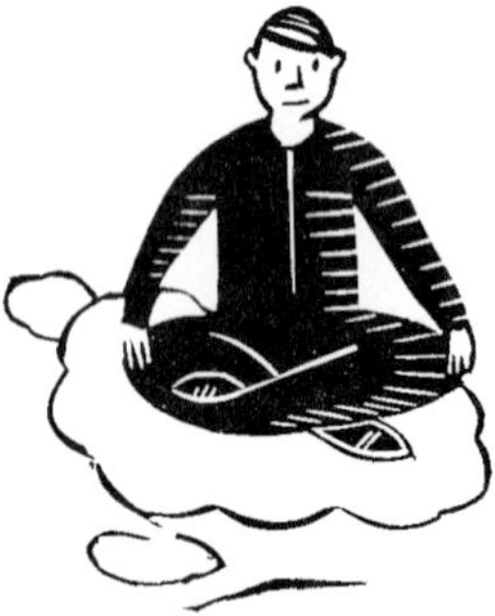

対話で深まる理解
レイキ・マスターと密接なつながりを持ち、
2人で対話することは、
レイキを学んでいくなかでもきわめて重要です。

レイキを学ぶ精神的な探求の旅が順調に進んでいるかどうかチェックするためにも、レイキ・マスターとしっかり話をするのはとても大切なことです。どのレベルでも役に立つことですが、レベル2（セカンド・ディグリー）以上の段階へ進む場合は特に、レイキ・マスターとの密接なつながりが必要だと感じる人が多いようです。

疑問に思うことについてなんでもレイキ・マスターと話し合うことには、非常に大きな価値がありますし、たいがいのレイキ・マスターはよろこんであなたをサポートしてくれます。こうしたプロセスを経ることで、あなたの心のなかでレイキに対する不安が減り、確信が生まれていくのです。レイキ・マスターとの普段の何気ないおしゃべりも大切で、あなたの心の混乱をなくし、同じようにレイキへの確信を得る助けになってくれるでしょう。

疑問があれば、恥ずかしがらずになんでもレイキ・マスターに訊いてみましょう。セミナー参加者の話を聞くのは、レイキ・マスターの大切な役割の1つです。レイキ・マスターは、あなたがレイキを学ぶ過程をバックアップする責任があることを自覚していますし、参加者が自分の感じたことや経験したことについて話をしたいと思う気持ちもよく理解しています。

上達具合を自覚する

レイキ・マスターは、あなたが定期的に自分の人生をきちんと見つめなおし、レイキを学ぶ課程でどのような変化があったかをチェックする手助けをしなければなりません。レイキの影響が少しずつゆっくりと起こった場合は、参加者自身がその変化にすぐに気づかないこともあるのです。レイキ・マスターならその変化を見つけ、参加者にフィードバックすることができます。

たとえば、レイキをはじめてから、実際には上司や子供との関係がうまくいきはじめているのに、参加者本人はそれになかなか気づかないこともあります。ですから、自分にどんな変化が起こったのか、1度立ち止まって振り返ることを教えてくれる人がまわりにいると、とても役に立ちます。

レイキ・マスターは、あなたが人生の新たな方向へ歩みだす手助けをしてくれたり、その途中で困難にぶつかったときの対処法を教えてくれたりします。必要だと感じたときにレイキ・マスターとしっかりと対話をすることは、もっと上のレベルに進んでいきたいと思っている場合は、特に大切です。

レイキ・マスターの話を聞く

レイキ・マスターとよく話し合うと、レイキをさらに深く理解することができ、あなたのまわりに新たな世界が広がっていきます。

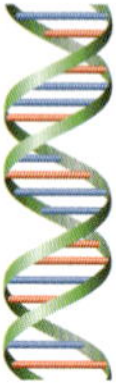

高まる意識

意識の糸が、らせんのように寄り合って、
断ち切ることのできない
強い精神の鎖をつくりあげます。

レイキ・マスターへの道

レベル3（サード／マスター・ディグリー①）以上は万人向けではなく、簡単に修得できるものでもありません。レイキ・マスターへの道を歩むには、生涯をかけてレイキに献身し、相当な自己開発を行うことが必要ですし、受け手としても送り手としても常にレイキとたずさわっていくことが求められます。レベル3へ進むのは、あなたの人生のなかでとても重要なステップとなりますから、よく考えた上で、レイキ・マスターとも十分に話し合うようにしましょう。

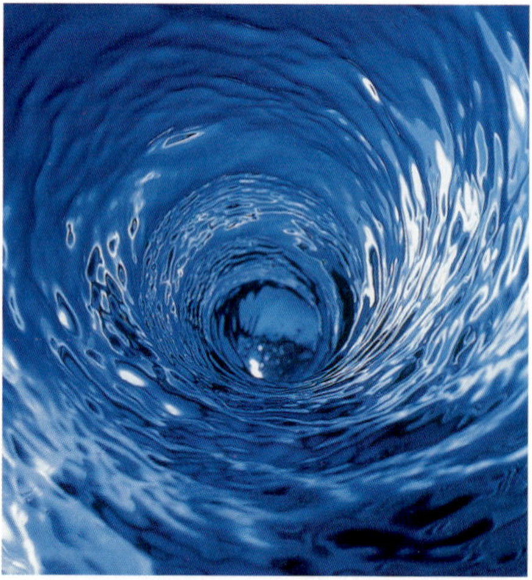

意識の深まり

レイキ・ヒーリングを行うと、
意識が果てしなく深まり、
心も体も目覚めていきます。

準備が整ったら

レイキを学んでいると、次第に意識が深くなり、宇宙の生命エネルギーとも深層レベルでつながっていることを強く実感するようになります。これは、あなたが次のレベルへ行く準備が整ったしるしと考えてかまわないでしょう。

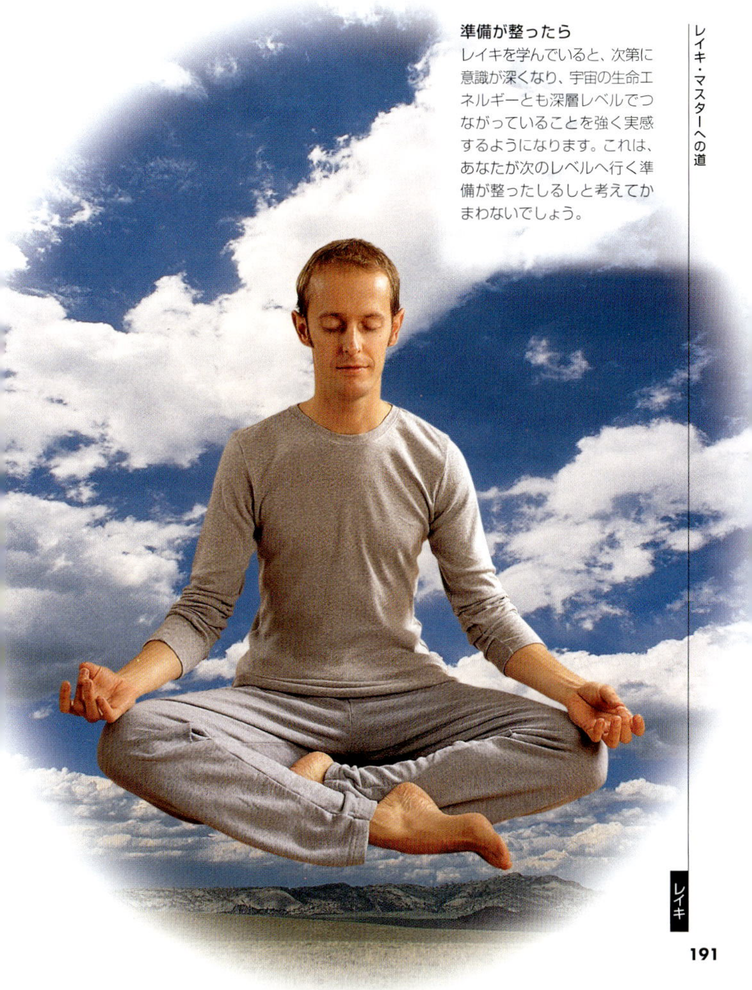

レイキ・マスターになる

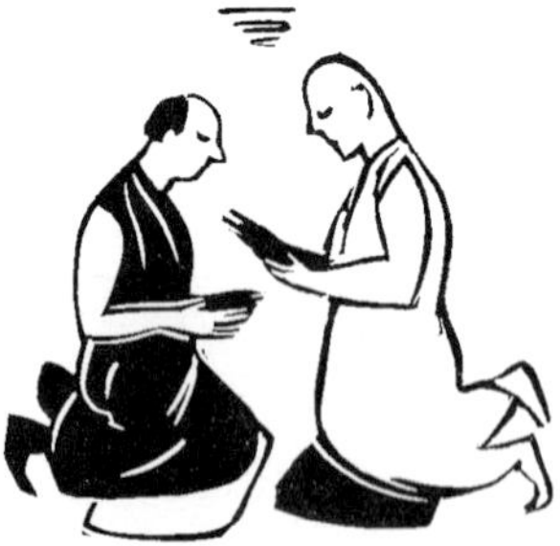

常に謙虚に、思いやりを持って
あなたがレイキ・マスターになる運命なら、
訓練を受けるように勧められるはずです。

レベル2（セカンド・ディグリー）を修得したら、さらに先へ進んでレイキをまっとうしたいと思うようになるかもしれません。レイキ・マスターとなるために修得の必要なレベル3（サード／マスター・ディグリー①）とレベル4（サード／マスター・ディグリー②）は、情緒的・精神的なレベルに働きかけ、宇宙の生命エネルギーとのつながりを深めてくれます。

レイキ・マスターはレイキ・エネルギーをセミナーの参加者と同じように使います。レイキ・マスターだけの特別のテクニックを用いるわけではありません。ただ、これまで長い修養を経てきたところに違いがあるのです。レイキ・マスターへの道は困難も多く、足がすくむこともあるかもしれません。しかし、同時によろこびも感じられるものです。1歩先へ進むごとに、あなたのエネルギー・バランスは整い、レイキがさらに活発に体のなか駆けめぐるようになるはずです。

レイキがあなたを選ぶ

これまでは伝統的に、師であるレイキ・マスターから資質を見出された人が、訓練してレイキ・マスターに認定されています。「人がレイキ・マスターになろうと決心するのではなく、レイキがマスターを選ぶのだ」と言う人もたくさんいます。現在レイキ・マスターとなっている人のほとんどは、心の奥深くで「レイキの道こそが、自分の人生のなかでたどっていく道である」と確信しています。

理想的には、マスター・レベルに進む前に最低2年間はレイキ・ヒーリングを実践するべきでしょう。その後、レイキ・マスターになるための訓練には数ヶ月から数年を要します。ただし、レベル3（サード／マスター・ディグリー①）で自己開発に集中して満足し、レイキの教授法などを学ぶレベル4(サード/マスター・ディグリー②)へは進まない人もたくさんいます。

しかし、もしレベル4まで進んでレイキ・マスターとなる決心をしたら、将来はセミナーを開く場所を探すなど、現実的な問題も解決していかなければなりません。

ポール(男性・40歳)の場合

医師のポールは、5年間慢性疲労症候群に苦しんでいました。症状となんとか付きあっていけるようにレイキ・ヒーリングに助けを求めて以来、レイキを学ぶ長く前向きな旅を続けています。

ポールは西洋医学を学んだ身ですから、当初はレイキについて懐疑的でした。しかし、慢性疲労症候群には医学的な治療が効果を表さず、困っていた彼を見た友人が、あるときレイキ・ヒーリングを行ってくれたのです。レイキに非常に強い効果を感じたポールは、その後レイキ・ヒーリングのテクニックを学びはじめ、レベル2(セカンド・ディグリー)、レベル3(サード/マスター・ディグリー①)へと進んでいきました。はじめにレベル3へ進もうと考えたときは、ポールは本能的に「やるべきだ」と確信していました。今でも進んでよかったと感じています。心と体のバランスがとれ、意識も深まってきました。ポールは、レイキのおかげで自由に自分らしく生きることができるようになり、人に左右されずに自信を持ってみずからの人生を歩んでいます。

自分の居場所

レイキ・マスターになる努力を続けていると、宇宙のなかでの自分の居場所を認識でき、そのおかげで人生をエンジョイすることができるようになります。

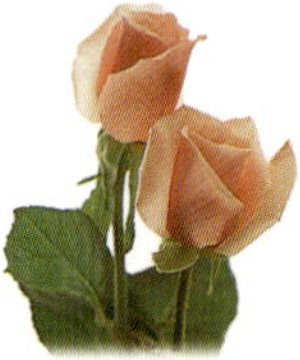

努力が実るとき

レイキ・セラピストの多くは、ヒーリングを行ったあと、受け手がまるで花が開くように元気になるのを目にして、大きなやりがいを感じています。

レイキ・セラピストになる

レイキ・ヒーリングを行える人は、誰もが自分のセラピストでもあります。しかし、ときにはプロの助けが必要なこともあります。もしあなたがレイキ・セラピストになることを考えているのなら、まず十分な経験を積んでください。施術する相手の安全を守るためにも大切なことです。レイキ・セラピストになるために必要なガイドラインは、このあとのページで紹介します。

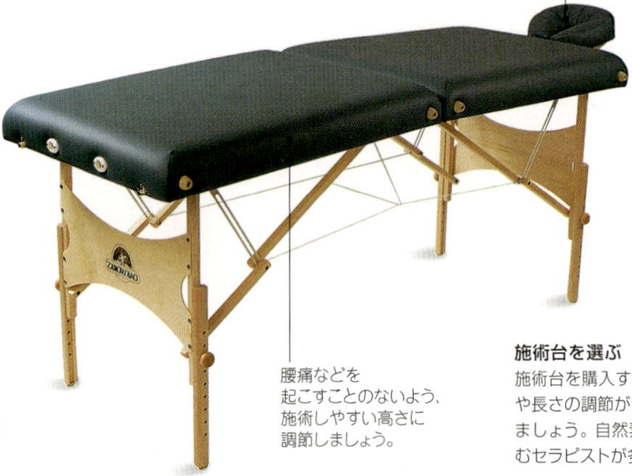
ヘッドピースを取りつければ、受け手も心地よく横になれます。
腰痛などを起こすことのないよう、施術しやすい高さに調節しましょう。

施術台を選ぶ

施術台を購入する場合は、高さや長さの調節がきくものを選びましょう。自然素材のものを好むセラピストが多いようです。

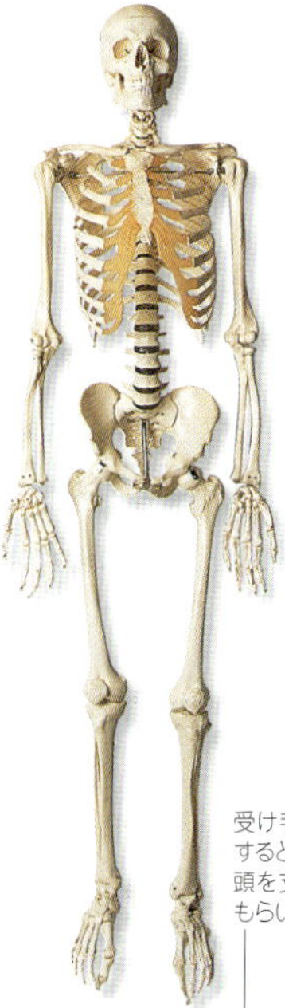

肉体を知る

レイキ・ヒーリングは100%安全ですが、クライアントのなかには深刻な病気をかかえている人もいます。そのため、理想を言えば、解剖学や生理学を学んで体の働きをよく知っておくようにしたいものです。また、いざというときのために、応急処置についても訓練を受けておくといいでしょう。レイキ・ヒーリングは決して医療行為の代わりになるものではありません（レイキ・ヒーリングを行ってはいけない場合については、p.129を参照）。

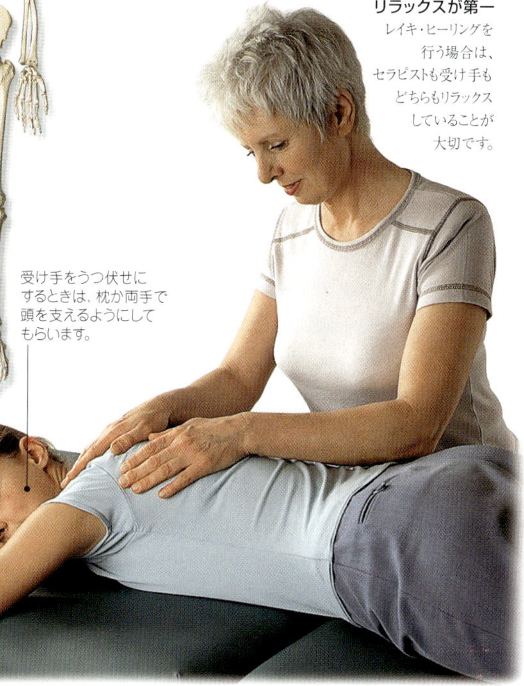

ヒーリングにはリラックスが第一

レイキ・ヒーリングを行う場合は、セラピストも受け手もどちらもリラックスしていることが大切です。

受け手をうつ伏せにするときは、枕か両手で頭を支えるようにしてもらいます。

レイキ・セラピストになるために必要なこと

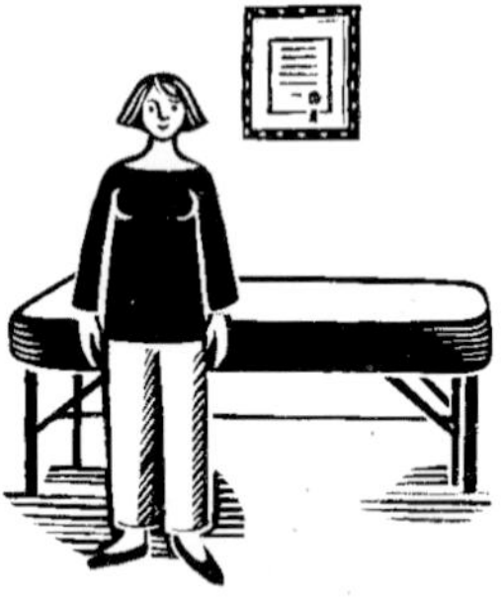

いいレイキ・セラピストとして
レイキ・ヒーリングを行うには、
時間に正確に、穏やかな
落ち着いた態度で臨むのが大切です。

レベル1(ファースト・ディグリー)を修得すれば、誰でもレイキ・ヒーリングを行うことができます。しかし、それだけでは人を助けるためのテクニックも理解も十分ではありません。プロのレイキ・セラピストになり、それで料金を受け取るには、知識も経験も十分なものにしておかなければなりませんし、クリニックを開くことなどに関して現実的な問題も一緒に解決していく必要があります。

レイキ・セラピストになるには、特にこれといった必要条件はありません。しかし、できるだけ次に示すガイドラインを参考にして、準備を整えるようにしてください。

レイキの経験

レイキ・セラピストになる決心をする前には、まずレベル1(ファースト・ディグリー)を修得し、そのあと最低でも3ヶ月、できれば6ヶ月以上は練習を積んでください。毎日自己ヒーリングを行い、他者ヒーリングもできるだけいろんな人に行うようにしましょう(p.90-141「レイキ・ヒーリングを行う」の章を参照)。

もちろん、レベル2(セカンド・ディグリー)も修得して、そのあとは引き続き「手当て」ヒーリングと遠隔ヒーリングの練習を数ヶ月は積んでおかなければなりません。たとえこの段階で、あなたがすでにほかの代替療法のプロのセラピストであっても同じことです。この期間を経ておくことでレイキへの理解が深まりますし、あなたは自分のレイキへの献身度を確認することができます。十分な知識を持って人を助け、施術によって受け手の情緒面に一時的に混乱が起きた場合は、それにしっかりと対応できるようにしておかなくてはなりません。また、体の働きについてしっかりと勉強しておくのも役に立ちます(p.194-195を参照)。

レイキの修得具合やその間の体験を日記につける(p.186-187を参照)のも忘れないようにしましょう。また、誰かにレイキ・ヒーリングを行ったら、それについても同じように記録を残しておいてください。以上の内容をレイキ・マスターと話し合い、プロとしてレイキ・ヒーリングをはじめる準備が自分に整っているかどうか、客観的に見てもらいましょう。また、理想を言えば、レイキ・セラピストはすべてプロのレイキ組織に所属するべきだと思います。

プロとしての仕事

レイキ・ヒーリングのクリニックを開業する場合、法律では賠償責任や医療過誤などの問題をカバーする保険に入っておくことが必要です。セラピストだけでなく、受け手を守るためにも必要なものです。また、レイキ・ヒーリングを行う場所も探さなくてはなりません。受け手を暖かく迎え入れて、自然とリラックスできる、レイキ・ヒーリングの目的にかなった場所を選びましょう(p.94-97を参照)。設備はほとんど何も必要ありませんが、施術台には、受け手がゆったりとリラックスできる、しっかりとしたものを選びましょう。

レイキ・セラピストの役割

レイキ・ヒーリングの受け手を癒すのはレイキであって、セラピストではありません。セラピストはヒーリングのための場所と心の援助を提供しているのです。

レイキの広い活用

レイキ・エネルギーにアクセスすると、あなたの健康や人間関係や人生に、じかにポジティブな効果が現れます。レイキは、あなたの身の回りの状況を改善するため、また、家族や友人や同僚やそのほかあなたが出会う人々の人生を向上させるためにも使えます。遠隔ヒーリングはレイキの活用範囲をさらに広げて、違う国に住んでいる人を癒す役に立ちますし、状況や場所にもレイキを送ることができます。世界平和運動の一部として使うことさえ可能だと言えるでしょう。

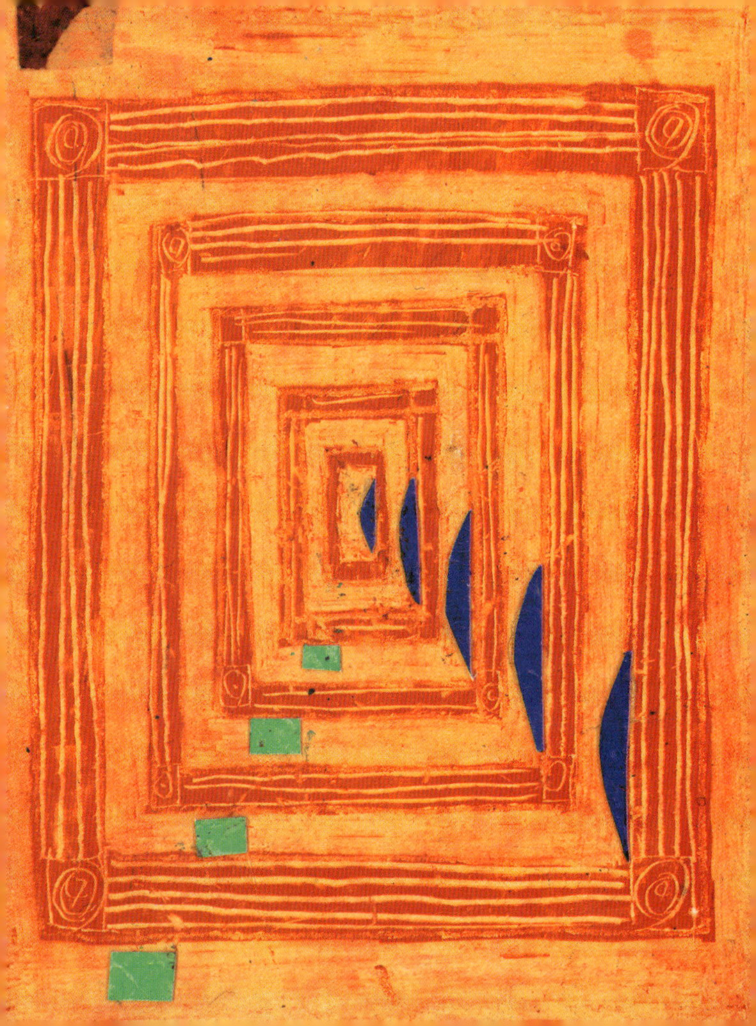

毎日を支えるレイキ

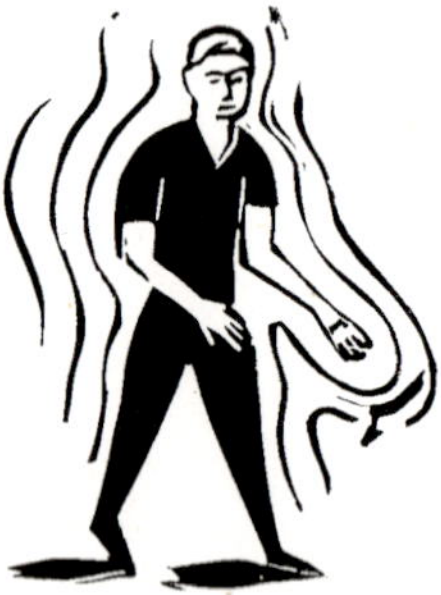

オーラ
レイキはあなたの人生の大切な一部分となり、
やる気を起こさせてくれ、
人やものに対する接し方をポジティブにしてくれます。

レイキ体験者のなかには「レイキは友達のようなものだ」と言う人もいます。レイキ・エネルギーはあなたの一部であり、いつもそばにいてくれるからです。レイキ・エネルギーは毎日いつでもアクセスすることができ、つねにあなたを支えてくれます。そのため、たくさんの人が自分と向かい合う自信を持てるようになります。すると、それまで自分が前向きに歩いていくのを邪魔していた考えや態度がなんであったのかがよくわかるようになり、それを自分で一掃していくこともできるようになります。

ものの見方を変える

たとえレイキの力を借りても、人生の大きな問題を完全に解決することはできないかもしれません。しかし、レイキ・ヒーリング経験者の多くは、それによってものの見方が変わり、問題に取り組む態度も今までと変わったと言います。私たちはよく目の前の問題の大きさに圧倒されてしまい、何をどうすればいいのか、解決のための最初の1歩をどう踏み出せばいいのかさえもわからくなってしまうことがよくあります。しかし、レイキを受けたり与えたりしていると、心の落ち着きが取り戻せるため、精神的な余裕ができ、ものごとを明確に判断することが可能になります。仕事でも、人間関係でも、健康でも、あなたの人生のさまざまな局面で、自分が正しい方向に進んでいるかどうかを認識することができるようになるのです。

運命を形作る

レイキを学びはじめたときからずっと日記をつけていると、とてもいろいろ参考になります。自分のことでも、家族に関することでも、仕事に関することでも、ぜひそのときの状況を書き残しておきましょう。また、将来のゴールを設定し、その達成のためにどのくらいの時間をかけるかを決めて書いておくのもいいでしょう。気分や健康状態も忘れずにメモしてください。数ヵ月後、数年後には、あなたの心と体の状態や経験などがすべて詳しく「データ」として残っていることになります。これは、過去と現在を見比べる判断基準になりますから、あなたがどのように進歩しているのかが一目瞭然になります。

ヒューゴ（男性・29歳）の場合

ビジネス・ジャーナリストのヒューゴは1年前にレベル1（ファースト・ディグリー）を学びました。今は定期的に自己ヒーリングを行い、ときどき人を癒すこともあります。

ヒューゴはレイキを学ぶことを楽しんでいて、そこから大きな恩恵を得ています。以前はひどいストレスと不眠症に悩んでいて、妻ともよく口論をしていました。しかし今では、寝る前にレイキを行うと寝つきがよくなり、もし夜中に不安になって目が覚めても、そこでもう1度レイキ・ヒーリングをするとまた眠れるようになりました。仕事の締め切りが迫ると、レベル2（セカンド・ディグリー）を修得した友人に遠隔ヒーリングを行ってもらうこともあります。毎日レイキを使うことで、ヒューゴは心が落ち着き、ストレスともうまくつきあっていくことができるようになりました。おかげで、妻との関係も非常によくなり、近々2人で結婚5周年を祝う予定です。

信じることが現実になる

「強く信じていると、いずれそれが現実になるんです。レイキを使い、ものごとを前向きに考えていれば、あなたの生き方も変わってきます」レイキ・マスター

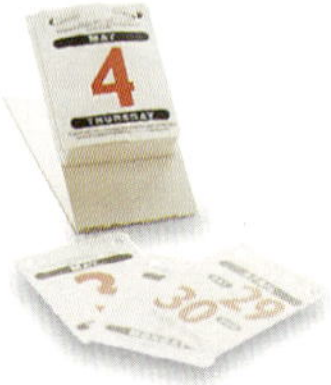

時間はあなたのそばに

したいことがなんであれ、
あなたにはそれをする時間があります。
今すぐはじめてください。…そして、人生を楽しんでください。

ゴールを設定する

現実的なゴールを設定するのは、人生を充実させるためにも、前向きに歩んでいくためにも役に立ちます。人間的に成長を続けていくには、心のなかにいろんな段階を設定しておくのが大切なのです。世の中には変えられないものもあり、こちらがありのままを受け入れる努力をしなければならないこともあります。大きなゴールを設定した場合は、最終的にそこへ到達する前に何段階かステップを用意して、それをひとつひとつ達成していくのがいいでしょう。

ボスはあなた

あなたは、「それ、いつもやりたいと思っていたんだ」と言うセリフをよく口にしていませんか？歌を学ぶのでも、国を歩いて横断するのでも、子供と遊ぶのでも、あなたを止めるものは何もありません。今日さっそく最初の第1歩を踏み出して、まず必要な情報を得て、それを行動に移しましょう。思った以上の成果が上げられるかもしれません。人生なかばでがらりと仕事を変える人もたくさんいるのです。

あなたならできる

新しい技術はいつからでも学べます。決して遅すぎるということはありません。失敗を恐れない、それが最初のステップです。

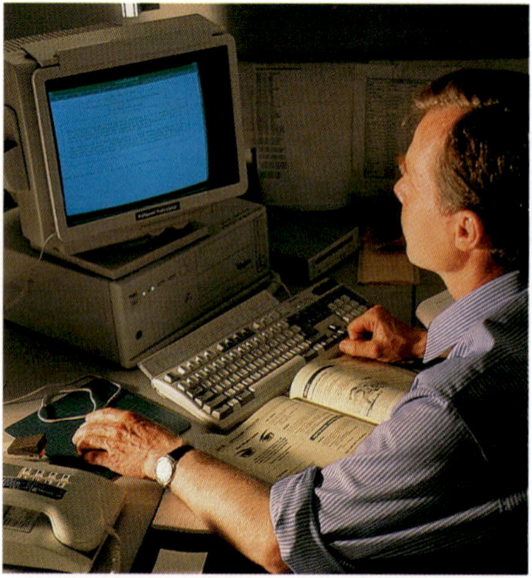

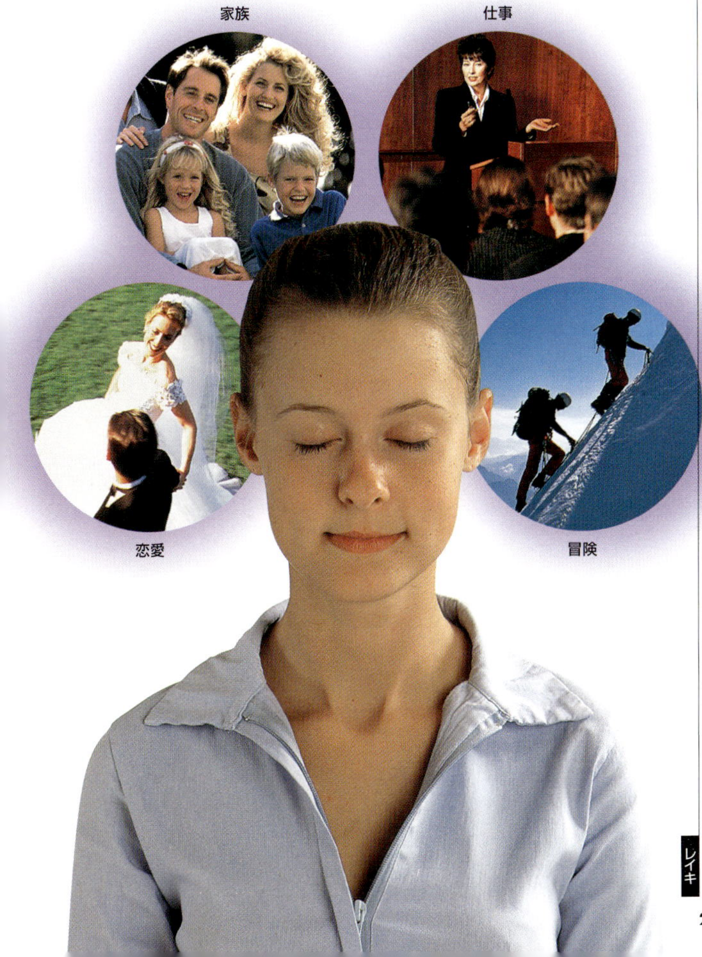
家族
仕事
恋愛
冒険

日々の生活にレイキを取り入れる

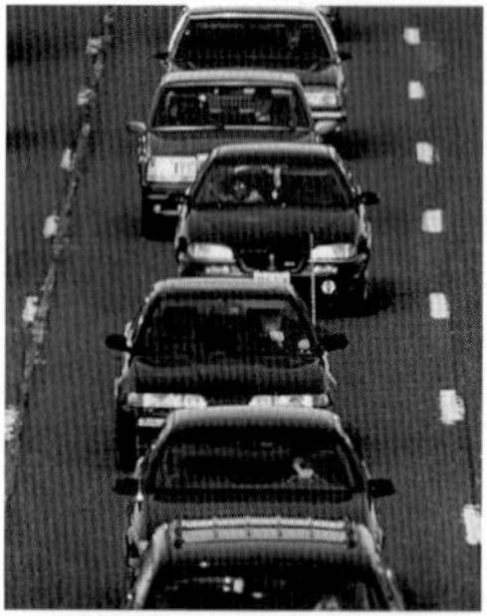

時間を有効に使う
渋滞に巻き込まれたら、
ただいらいらして過ごすのではなく、自分を省みたり、
いろいろ考えごとをするチャンスとして活用しましょう。

私たちが何よりもほしいと思っているのは、おそらく「時間」でしょう。「時間を効率的に使う能力」と言い換えてもいいかもしれません。

効率的に

私たちに時間が足りない大きな理由は、プレッシャーの下で働いているために生産的でなくなっているからです。レイキは私たちの判断力を明晰にしてくれるため、無駄な緊張がなくなり、優先順位を決定することができ、非常に効率的に働けるようになって、リラックスのための時間も確保することができるようになります。

プレッシャーからの開放

あなたが今していることが全部本当に必要なことか、自分に問いかけてみましょう。日々の生活から取り除いてしまってもなんら問題のないものが、いくつもありませんか？ 毎日の習慣をメモに書いてみれば、何に時間と労力を無駄に使っているのかが見えてきます。

きちんと健康に注意を払っているかどうかも自分に問いかけてみましょう。毎日規則正しく食事をして、きちんと睡眠を取っていますか？　日々のプレッシャーとうまく闘っていくには、今なにをするべきでしょうか？ ランチタイムに散歩してみる、といったようなほんのちょっとしたことが、もしかするとあなたを元気にしてくれる重要なカギとなるかもしれません(p.142-173「レイキ・ヒーリングの効果」を参照)。

長い旅や会議の前などは、クイック・レイキでプレッシャーを取り除いておきましょう。

困難だと思う仕事や状況に遠隔ヒーリングを行うのもいいでしょう。それによってストレスの根源を客観的に把握でき、感情に左右されずに、より効果的に対処できるようになります。

バランス

できれば、毎日をクイック・レイキではじめてみてはいかがでしょうか。また、夜にもう1度、その日1日の緊張を解きほぐすためにレイキ・ヒーリングをする人はたくさんいます。レイキは、私たちと宇宙とのつながりを実感させてくれます。これは、計り知れないほど貴重なことです。その実感と、普段のレイキ・ヒーリングで得た明晰な判断力とを使い、あなたの人生の三大分野(家族、家、仕事)をよく見つめ、それぞれのバランスがうまくとれているかどうか、ここで吟味しなおしてみてください。

一番高いところを目指す

ゴールを設定するときは、達成できる限り一番高いところを目指してください。簡単なステップを目標にするだけでは、得るものもそれだけで終わってしまいます。

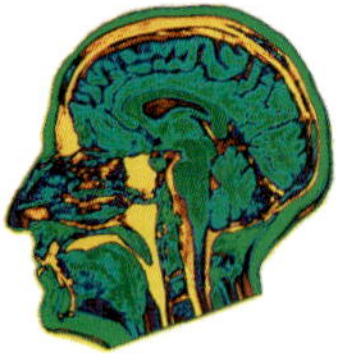

心と体
私たちの脳は、
想像もできないほどの複雑さと
スピードで、心と体を結びつけています。

頭と心と体

体の病気は心の病気が原因になっていることがよくあります。悩みごとが多い、疲れるばかりの不安な毎日をずっと送っていると、ゆっくりと心を落ち着かせることができず、自分を大切にすることさえ忘れてしまいます。ひとりぼっちで寂しかったり、かかえているプレッシャーが大きすぎたり、そんな日々が長く続いても、最終的に肉体的な影響が出てきます。そのため、ときおり自分の人生を見つめなおすことがとても大切です。あなたの人生は、あなたが望んでいる方向へと進んでいますか？

現実を創造する

現在では、肉体的な疾患は精神的な苦痛の表れだという考えが広く受け入れられています。レイキは、頭と心のバランスを整えて落ち着かせ、肉体的な問題をやわらげていきます。レイキは問題の根源に作用しますので、慢性的な疾患にも効果が出ることがあります。

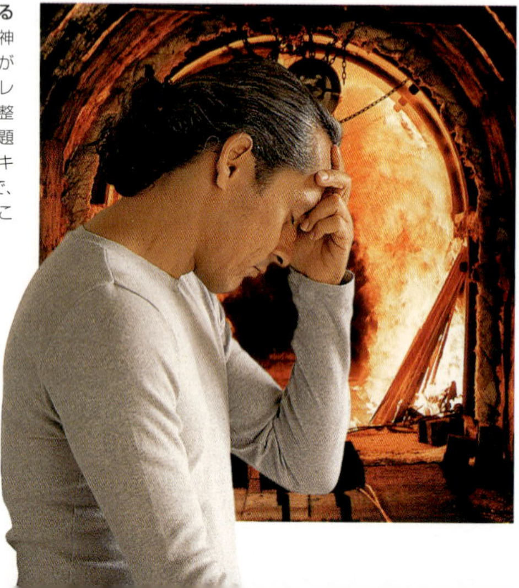

原因を取り除く

腰が曲がっているなど、肉体的な問題でも、ほんの数回のレイキ・ヒーリングで改善することがあります。一見、不治に見えるものでも、なかには心の苦痛が原因となっているものもあり、その場合はレイキで改善することができます。

澄んだ心

レイキは、曇っていた心の情景をすっきりと美しく晴れ渡らせる効果があります。

リンジー（女性・31歳）の場合

教師をしているリンジーは、ずっと頭痛に悩んでいました。いつも頭痛がはじまると1週間は続いていたのです。しかし、1999年にレイキ・ヒーリングのセミナーを受講したところ、これまでの人生のなかでもっとも心が浄化されるような意識の目覚めを体験し、自分をそのセミナーに導いてくれたものに心から感謝しました。自己ヒーリングのときに受ける感覚は、深い安堵感だとリンジーは言います。彼女とって、レイキは肉体的・精神的な成長をとげるために欠かせないものとなっています。

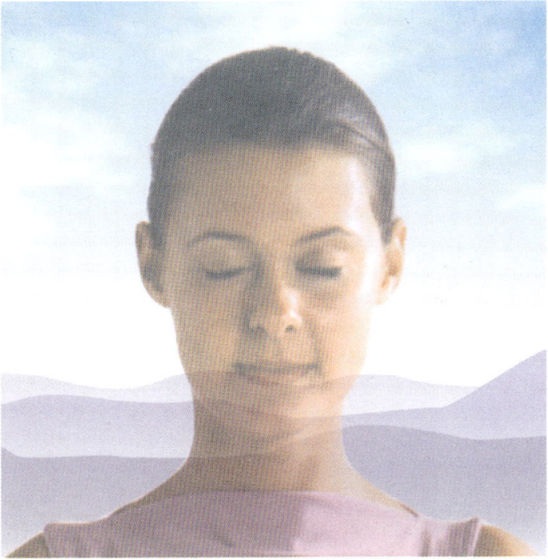

友人や家族を助ける

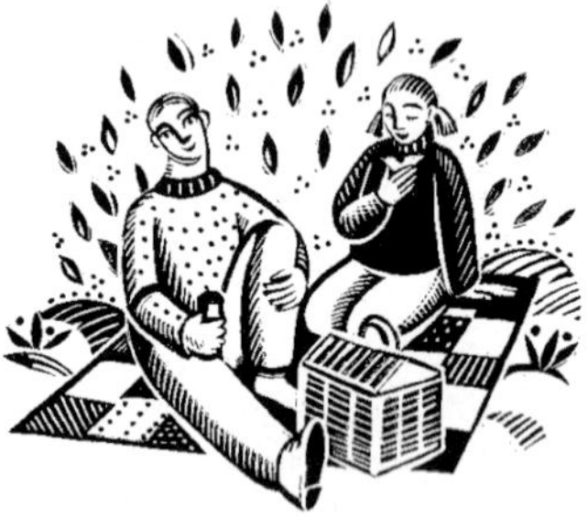

いつでもレイキを
家族や友人に何か問題があったら、
いつでもレイキ・ヒーリングで助けてあげましょう。

人にレイキ・ヒーリングを行う場合は、必ず事前に本人の了解を得なければなりません。しかし、家族や親しい友人には気軽にレイキ・ヒーリングを行うこともあるでしょう。抱きしめるだけでもレイキ・エネルギーを与えることができ、愛情たっぷりのやさしいケアをすることができます。膝を擦りむいたとか、指を切ったとか、ちょっとしたケガを癒すのにもレイキ・ヒーリングを使ってみましょう。試験前の子供にレイキを送るのもいいかもしれません。遠隔ヒーリングで、子供が実際に試験を乗り切るのを助けてあげることもできます。高校を卒業してから大学へ行くまでの間、あるいは大学を卒業してから就職するまでの間にバックパック1つで海外を旅したいという子供にも遠隔ヒーリングは適しています。また夜遅く外出している子供を心配して遠隔ヒーリングを行う親もいます。これらはみな、送り手の心を落ち着けるのにも役立つ建設的な行為だと言えるのではないでしょうか。

はじめと終わり

レイキには妊婦の分娩を助ける効果もあります。リラックスさせ、深呼吸を助けるからです。妊婦自身が自己ヒーリングを行ったり、パートナーや友達に行ってもらっても、どちらでもかまいません。

レイキ・ヒーリングはまた、愛する者を亡くした人の苦痛を和らげることもできます。不運に心を取り乱してしまった大人だけではなく、まだ悲しみをうまく表現することさえできない段階の子供に、愛情たっぷりのレイキ・ヒーリングは大きな効果があります。

ペットを家族同然に考えている人は、病気をしている大切なペットにレイキを送ってみることもあります。不運にも命を落としてしまった場合は、あなたがその飼い主にレイキを送って心を癒してあげましょう。

シャドウ（メスのジャーマン・シェパード・15歳）の場合

シャドウは、レイキ・セラピストであるマリーの飼い犬です。両うしろ足に関節炎を患っていて、ゼーゼーと息を切らして苦しむことが多いのに加えて、両目は白内障にかかりはじめていました。

マリーがシャドウにレイキ・ヒーリングをはじめると、シャドウはリラックスして両目を閉じ、おとなしくなりました。15分から20分のヒーリングを数回行ったあと、マリーはシャドウの病気についてあまり考えないようにしました。すると翌日、シャドウはマリーのあとを家中ついてまわり、マリーがまたレイキ・ヒーリングをしてくれるまで体をこすりつけてきたのです。それから数日間、マリーは毎日シャドウにレイキ・ヒーリングを行いました。すると、シャドウの行動にそれまでより落ち着きが出て、白内障がすっかりと消えたのです。シャドウはいまでも定期的にレイキ・ヒーリングを受け、満足しているようです。

しかし、シャドウはもう15歳で、この先それほど長くはありません。マリーと夫のミックは、シャドウが人生の最後の段階を穏やかに暮らしているのを見て、幸せに感じています。

いつも大切に

子供が遠くへ旅に出るときは、何かあなたの代わりになるものを一緒に持っていくように渡しておきましょう。ただし、渡す前にレイキ・エネルギーをしっかりと送っておくことを忘れずに。

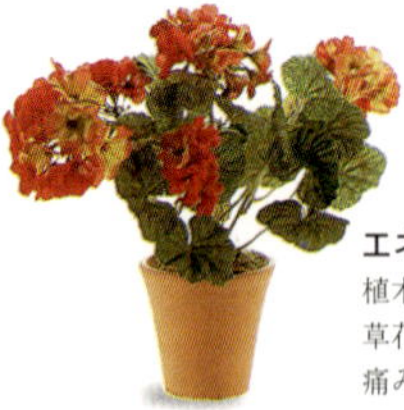

エネルギーを充電する
植木鉢に両手を当てて、
草花の成長を促しましょう。
痛みかけている茎にレイキを送ることもできます。

自宅でのレイキ・ヒーリング

自宅ではさまざまな用途にレイキを利用することができます。ペットに毎日レイキ・ヒーリングを行ったり、部屋の観葉植物や庭の草花にレイキを送ったり、植えたばかりの種や挿し木に送るのもいいでしょう。家のなかのエネルギーの流れをよくするために、各部屋に遠隔ヒーリングを行う人もいます。

トラブル・シューティング
失くしたものを探したり、ビンの固いふたを開けたり、寒い朝に車のエンジンをかけたりする場合にもレイキは使えます。また、料理を出す前にレイキを送る人もいます。外食のときも、もしどのように調理されたのか不安があるのなら、出された料理にレイキを送るといいでしょう。家族がケンカをしたあとに、その部屋をレイキで浄化することも可能です。

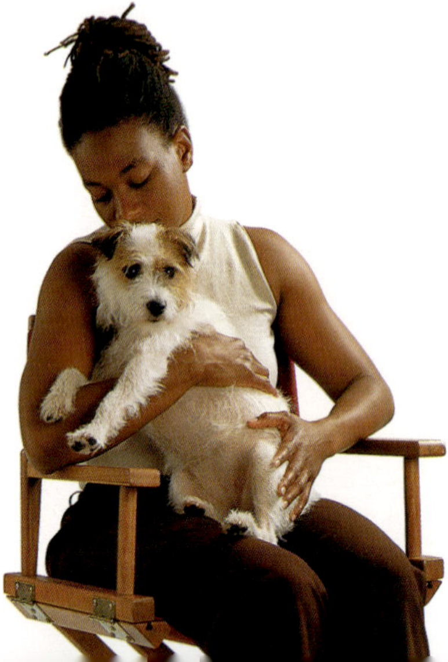

ペットへの愛
たいていの動物は
レイキにいい反応を示します。
大切なペットに
レイキ・ヒーリングを行うと、
さらに気持ちが近づいたような
気がするはずです。

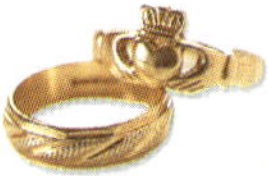

特別な贈り物

愛する人に特別な贈り物（形見も含めて）をする場合は、渡す前にその品物にレイキを送っておきましょう。

食事にもレイキを

食べ物にレイキを送り、毎日の食事を、単に肉体的なものだけでなく精神的にも豊かなものにしましょう。

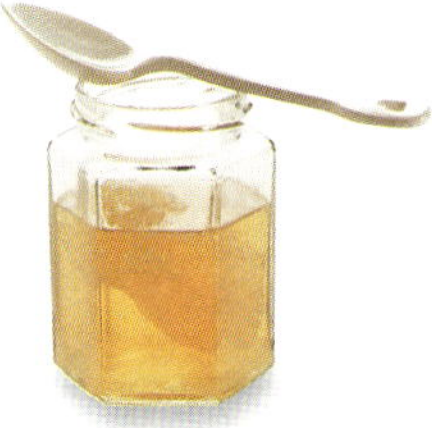

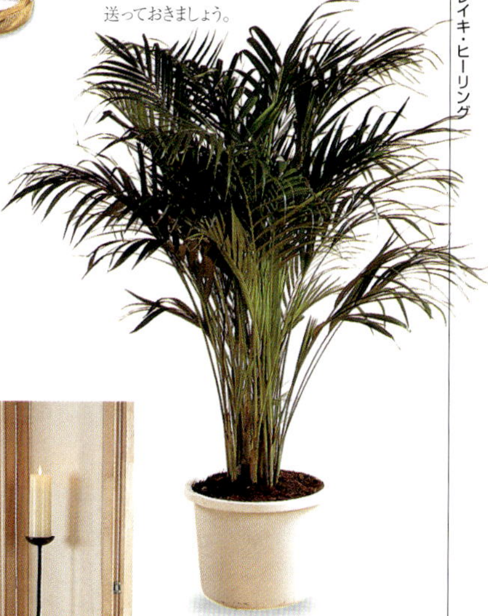

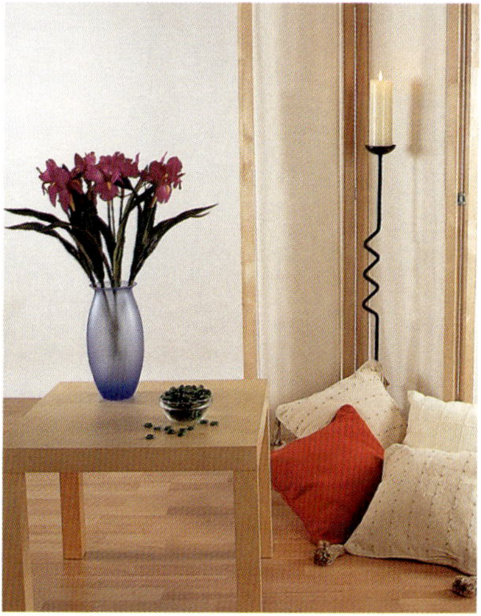

植物の手入れ

観葉植物などの世話をするときは、一緒に愛とエネルギーを送るのを忘れないようにしましょう。

愛があふれる部屋

エネルギーの流れがよくなるように、各部屋にレイキを送りましょう。ポジティブで愛のあふれる空間になります。

職場でのレイキ・ヒーリング

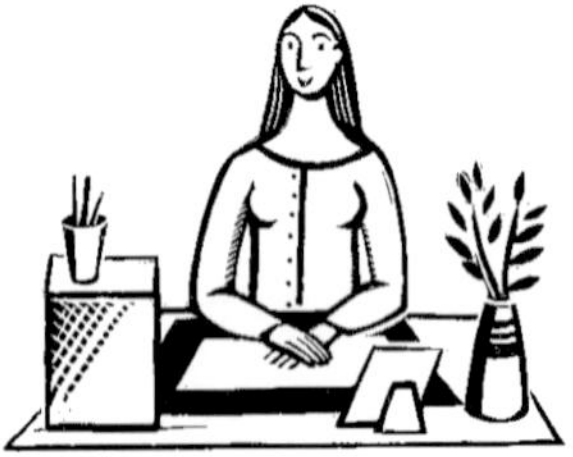

職場にレイキを
ポジティブなレイキ・エネルギーを
職場に持ち込むと、仕事をするのも楽しくなり、
やる気も出ます。

同僚の体調がすぐれないときや、精神的に参ったりしているときなど、レイキ・ヒーリングを申し出てみるのもいいかもしれません。ただ、「申し出るのは3度まで」という決まりごとを決して忘れないでください。申し出を断られたら、決してしつこくせず、そこでやめましょう。職場でレイキを申し出る場合は、注意が必要です。

ストレスを軽減する

職場で受けるストレスにはいろんな要因があります。環境がよくない、仕事量が多すぎる、締め切りが迫っている、同僚や上司との人間関係がぎくしゃくしている、給料や福利厚生に不満がある…。

レイキは物質的なものを変えることはできません。しかし、問題に対するあなたのものの見方を変え、ポジティブに対応できるようにすることなら可能です。オフィスに遠隔ヒーリングを行ったり、人間関係に行ったりするのも改善に役立つでしょう。毎朝仕事場へ向かう途中でやってみるといいかもしれません。

クイック・レイキ

同僚があなたの申し出を受け入れてくれたら、靴を脱いでゆったりと座ってもらい、メガネなどははずしてもらいましょう。「第三の眼のチャクラ(6)」に片手を当て、もう片方を受け手の後頭部に当てます。その状態で約3分間ヒーリングを行ってください。

時間があれば、両手を受け手のこめかみに当て、そのあと両耳を覆い、さらに首のうしろ、「喉のチャクラ(5)」の順に手を当てていきます。それが終わったら、今度は片手を胸に当て、もう片方を両肩甲骨の間に当てます。次に片手を「心臓のチャクラ(4)」に、もう片方をちょうどその背後に当てます。さらに、「太陽神経叢《そう》のチャクラ(3)」とその背後にも手を当て、最後に膝、腰、足をヒーリングして終わります。各ハンド・ポジションの所要時間は2〜3分です。

グラハム(男性・45歳)の場合

グラハムはレベル2(セカンド・ディグリー)のセミナーを受講した数日後、仕事でとてつもなく大きな問題にぶつかりました。

グラハムが勤める本社倉庫から支店倉庫にある重要なアイテムを発送したところ、アイテムは支店倉庫に到着せず、なんど電話で確認してもどこにあるかもわからない状態になってしまいました。在庫管理合理化プログラムの責任者だったグラハムにとっては大問題です。その合理化プログラムでは、新しく国内の配送をまかせる運送会社を決定したばかりで、今回がその初回の配送だったため、グラハムはパニックに陥り、とりあえず運送会社にレイキを送ることにしました。すると翌朝、グラハム宛に「アイテムが無事に到着した」との電話連絡が入りました。そのアイテムがどこで行方不明になっていたのかは結局判明しませんでしたが、グラハムはレイキのおかげでうまくいったと感謝しています。

人生の変化

「レイキの力は信じていましたが、それが私の人生にもたらしてくれた変化には驚くばかりです。今ではレイキはすっかり人生の一部になっています」レイキ・ヒーリング体験者

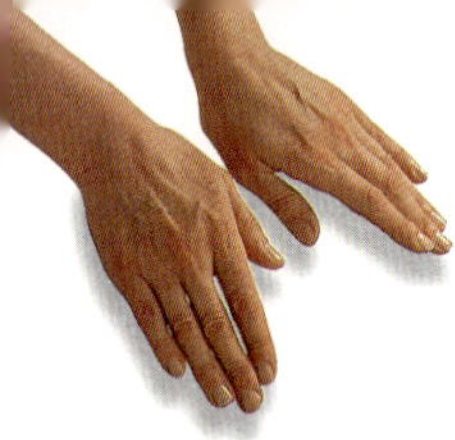

やさしいタッチ
アチューンメントを受けたら、
両手があなたに何をすればいいのか
教えてくれます。

人を助ける

これまで大勢の人が、仕事で問題をかかえたり病気をして困ったりしている親戚や友人に、遠隔ヒーリングを行っています。また、レイキは手術の前後に治癒力を促進するために使われることもあります。レイキには順応性がありますから、遠隔ヒーリングでも、「手当て」によるヒーリングでも、ただ相手の手を握ってあげるだけでも、その場に応じてさまざまな使い方ができます。

愛を込めたレイキ・ヒーリング
レイキは、病院やホスピスの患者だけではなく、そこで働くスタッフにとっても恩恵となり、大変な仕事を支えてくれます。また、愛する人を失ったときの心の痛みをやわらげたり、死期を迎えている人が最後の時を心穏やかに送れるようにしたり、とレイキはさまざまに手助けすることができます。

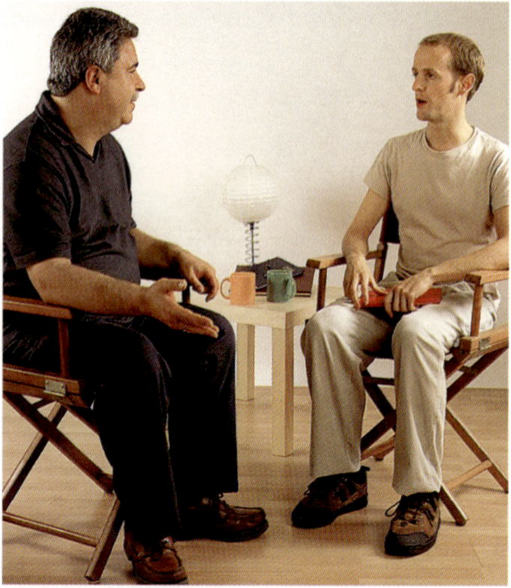

困難なとき
あなたが遠くから
レイキを送ってくれることが
わかっていれば、
それが受け手に力を与え、
困難を乗り切る
糧になることもあります。

暗闇に差す光

レイキは重い病気をかかえている人々が、その病気や状況を受け入れるのを助けてくれます。

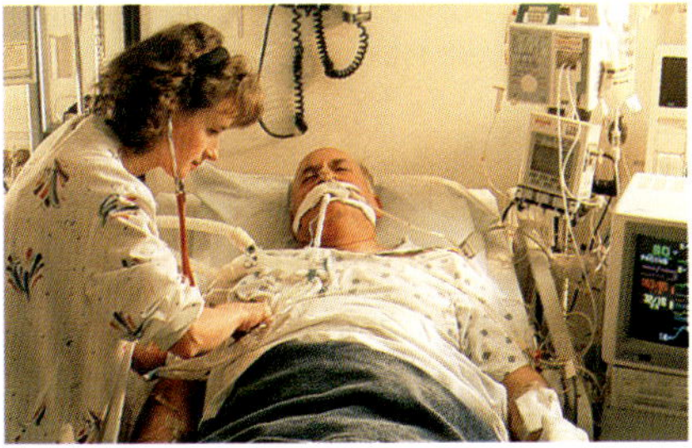

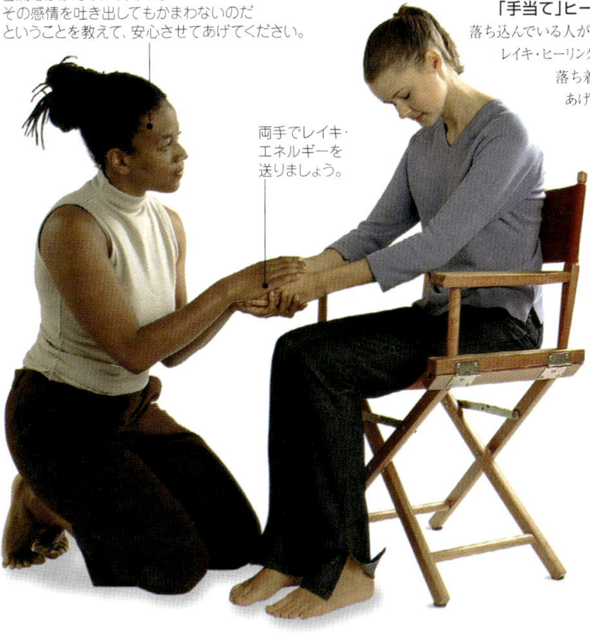

苦痛をかかえている人には、その感情を吐き出してもかまわないのだということを教えて、安心させてあげてください。

両手でレイキ・エネルギーを送りましょう。

「手当て」ヒーリング

落ち込んでいる人がいれば、レイキ・ヒーリングで心を落ち着かせてあげましょう。

世界に広がるレイキ

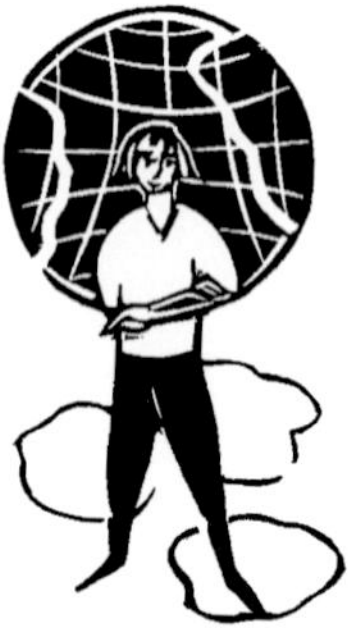

世界のハーモニー
誰もが公平で平和な世界を望んでいます。
レイキはその望みを実現するお手伝いをします。

第二次世界大戦以降、レイキを行う人々の数は激増しました。レイキは日本で生まれて、世界中のさまざまな文化・宗教の国々に広まっていったのです。こうしたレイキの普及によって、たくさんの人々の意識が高まり、ポジティブなネットワークが広がっています。

人を助ける

レイキは力や勇気を与え、理解や平和をもたらしてくれます。またレイキは、人や、その人が置かれている状況だけでなく、世界情勢にも送ることができます。アラブ・イスラエル紛争やアフリカの紛争で荒廃した国々など、怒りや混乱や悲劇によって人々の調和が乱れている国々に遠隔ヒーリングを行うことも可能なのです。

レイキ・アウトリーチ・インターナショナル（連絡先については、p.221を参照）は、世界平和のためにできる限りレイキのヒーリング・エネルギーを送ろうという組織です。このポジティブな共同作業に貢献してみたいという人は、連絡を取ってみるのもいいでしょう。

完璧な調和

レイキ・セラピストのなかには、世界の全人類がレイキを知り、日々の生活に用いるようになる日が来ることを望んでいる人もいます。レイキにアクセスする人が増えれば増えるほど世界は調和が保たれ、平和になると考えているのです。これはたんなる夢物語と切り捨てることはできません。ひとりひとりがレイキで心の平和を取り戻せば、お互いにネガティブな影響を与えることもなくなります。ほんの小さな変化かもしれませんが、みんながそうなれば、とてもポジティブな社会が築けるはずです。

レイキ・マスターは、レイキが普及するスピードを速める手助けをしています。レイキを行う人が増えれば増えるほど、社会に与えるプラスの効果は大きくなるはずです。レイキ・エネルギーは「人から人へと伝わる炎のようだ」と言う人もいます。ロウソクの炎も、たくさん集まれば、それだけまわりを明るく照らしてくれるのです。

意識を広げる

じっと座って心を広く持てば、そこから見えてくる世界も広く、平和になります。

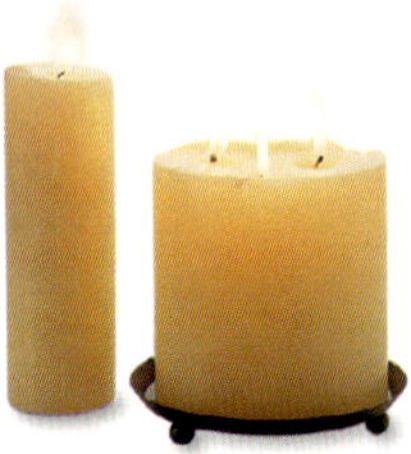

明かりをともす
レイキはあなたの人間的な成長を助け、
人生に明るく取り組んでいく
勇気を与えてくれます。

あなたの人生の旅路

定期的にレイキ・ヒーリングを受け、日々の生活に取り入れていると、さまざまな効果があります。心が自由に開放されたり、人生を自分でコントロールしていく力や、この先の人生をしっかりと歩んでいく自信がついたりします(p.144-151を参照)。アチューンメントを受けると、レイキ・エネルギーをさまざまな用途に使えるようになります。自己ヒーリングをしたり、自分のまわりの状況を改善したり、身近な人を助けたり、世界平和の願いを送る一員となったり…。レイキを使って何をするかは、あなた次第なのです。

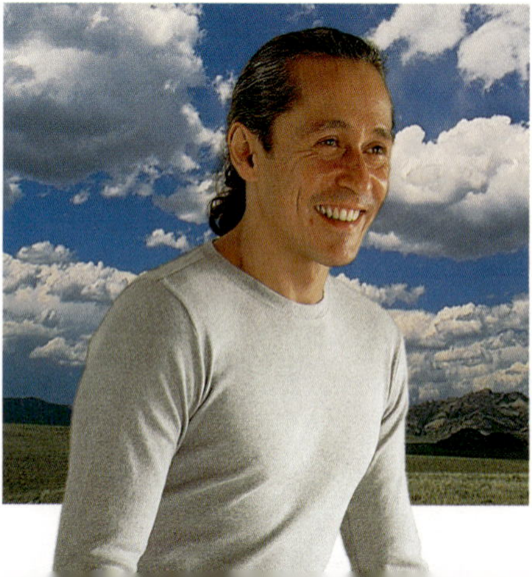

新たなサインを送る
あなたの生き方が
ポジティブになると、
まわりにもポジティブで
楽しい人たちが
自然と集まってきます。

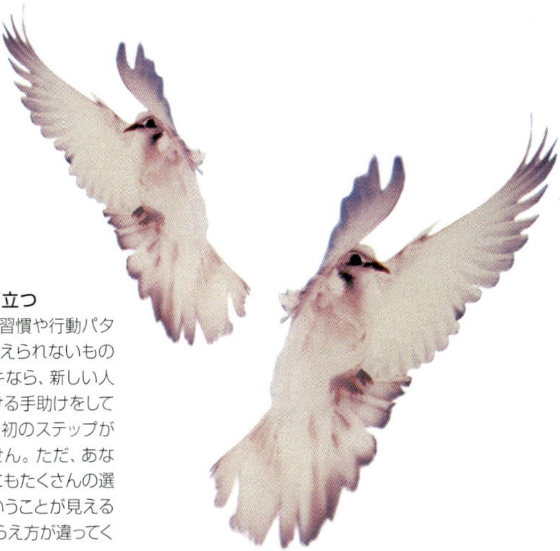

未知の世界へ飛び立つ

身についてしまった習慣や行動パターンは、なかなか変えられないものです。しかし、レイキなら、新しい人生の出発点を見つける手助けをしてくれます。いつも最初のステップが困難だとは限りません。ただ、あなたの人生にはほかにもたくさんの選択肢があるのだということが見えるか見えないかで、とらえ方が違ってくるのです。

レイキの5原則

以下は、考え方や態度をポジティブにしてくれる「レイキ式生き方の5原則」です。毎朝繰り返し唱えて、1日ずつ忘れないように実行しましょう。

- 今日だけは、悩むなかれ。――今日だけは、私の心は安らかだ。
- 今日だけは、怒るなかれ。――今日だけは、私は心は穏やかだ。
- 出会う人みんなを敬うこと。――私は両親、年長者、師、子供、友人、そして自分自身を敬うのを忘れない。
- 正直に働いて日々の糧を得よ。――私は正直に働いて暮らしを立てている。誰も、何も、環境さえも傷つけることはない。
- すべての命に感謝をささげること。――私は生きとし生けるものにも、どんな状況にも感謝を忘れない。なにもかもが教訓となり、そのおかげで私は成長できるのだ。

毎日のレイキ・ヒーリング

考え方がポジティブになるのは、レイキの贈り物の1つです。ぜひ「レイキ式生き方の5原則」を忘れないようにしてください。

用語解説

アチューンメント
チャクラのバランスを整え、体のなかのエネルギーの流れを変えるイニシエーション(儀式)。このアチューンメントを受けると、レイキ・エネルギーへのアクセスが可能になり、レイキ・ヒーリングを受けたり行ったりできるようになります。

チャクラ
体のなかのエネルギー・センターで、全部で7つあります。各チャクラは、肉体的・精神的に、それぞれ異なる役割を果たします。

遠隔ヒーリング
ポジティブなレイキのヒーリング・エネルギーを、離れたところにいる人や、もの、場所、状況、人間関係などに送ります。

エネルギーの流れの阻害
体内のエネルギーの流れが阻害されると、治癒力や人間的な成長が滞ります。

グループ・ヒーリング
大勢の人数でヒーリングを行うと、その分効果が高まります。

治癒反応(好転反応)
レイキ・ヒーリングを受けたあとに起こる反応。レイキ・ヒーリングを受ける前より、悩んでいた症状が一時的に重くなることがあります。

宇宙の生命エネルギー
レイキでは、宇宙の生命エネルギーがあらゆるものを形作っていると考えています。

マントラ
レイキのシンボルにつけられた神聖な名前

レイキ・ヒーリング
「手当て」によって宇宙の生命エネルギーを受け手に送り、体内のエネルギーの流れを改善してその人を癒す療法。

レイキ・マスター
レベル3(サード/マスター・ディグリー①)かレベル4(サード/マスター・ディグリー②)まで修了し、師であるレイキ・マスターからテクニックなどを伝授してもらった人。

レイキ式生き方の5原則
レイキの創始者である臼井先生によって提唱された、日々のポジティブな生き方の原則。

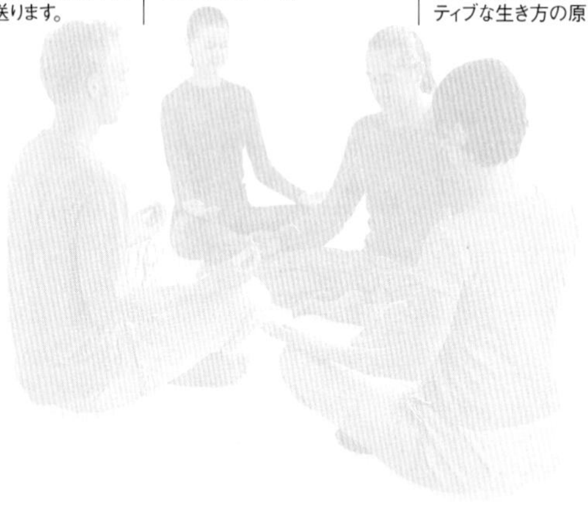

索引

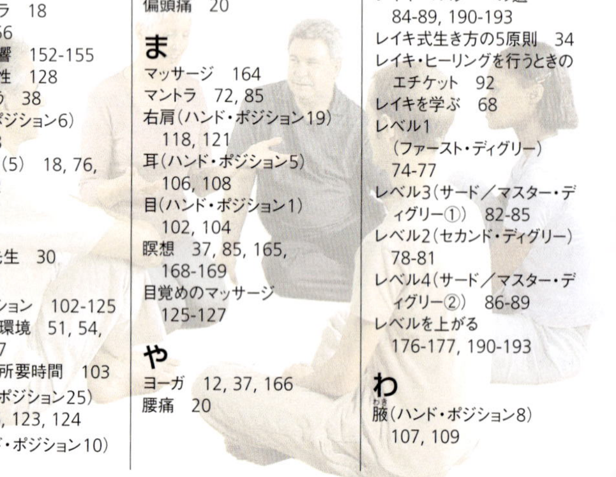

ナチュラルヘルス シリーズ

実践レイキ

著　者：アン・チャーリッシュ（Anne Charlish）

メディカルおよびヘルス・ライター。ブロードキャスターとしても活躍中。著書は、『関節炎とリウマチ――もうひとつの選択肢』（産調出版）など30冊を数える。

アンジェラ・ロバートショー（Angela Robertshaw）

1986年にレイキ・セラピストとなる。伝統的な臼井式療法を学んでおり、1996年にはレイキ・マスターとして認定された。

翻訳者：日和士 枝美（にわし えみ）

大阪外国語大学地域文化学科卒業。訳書に『忙しいあなたのためのクイックレイキ』（産調出版）など。

発　行	2006年 8 月10日
第 3 刷	2011年11月 1 日
本体価格	980円
発 行 者	平野　陽三
発 行 元	ガイアブックス
	〒169-0074 東京都新宿区北新宿3-14-8
	TEL.03(3366)1411　FAX.03(3366)3503
	http://www.gaiajapan.co.jp
発 売 元	産調出版株式会社

ISBN978-4-88282-494-7 C0077

Printed in India

ガイアブックスの関連書籍

レイキを活かす

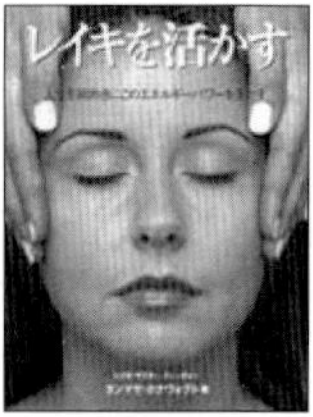

人生を前向きに
このエネルギー
パワーを生かす

タンマヤ・
ホナヴォグト 著

本体価格2,800円

レイキの世界への入門書。霊気とは、人から人への癒しのエネルギーを送るシンプルな技術で、個人指導により回路が開かれると、肉体的、情緒的、精神的な浄化が起こる。

レイキバイブル

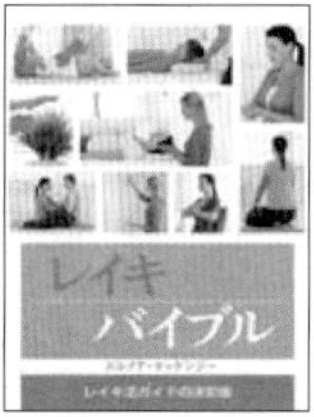

レイキのすべてを
結集した
決定版ガイド

エレノア・
マッケンジー 著

本体価格2,400円

レイキの歴史や発展、多岐に渡るレイキの流派や流儀の概説、ステップ方式によるエクササイズの説明など、あらゆるテーマを網羅。これ一冊でレイキの全容を知ることができる。

人生を限りなく豊かにする

幸運のクリスタル

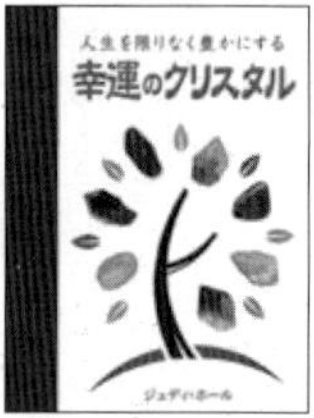

クリスタルで
繁栄と豊かさを
引き寄せる

ジュディ・ホール 著

本体価格1,800円

クリスタルで繁栄を引き寄せ、真の豊かさと幸福感を手に入れる方法を伝授。さまざまなエクササイズで、不安や恐れといった否定的な感情をプラスの感情に置き換えることができる。

ワンランクアップシリーズ

実践 瞑想

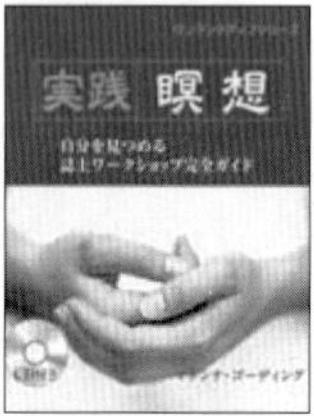

瞑想の世界を
実体験できる完全版
ワークショップガイド

マドンナ・
ゴーディング 著

本体価格1,900円

瞑想への理解をさらに深め、自分独自の深い癒しの時を体験できる新しいタイプのガイドブック。実用的なエクササイズが満載で、瞑想用CDと結果を記入できる書きこみシート付き。

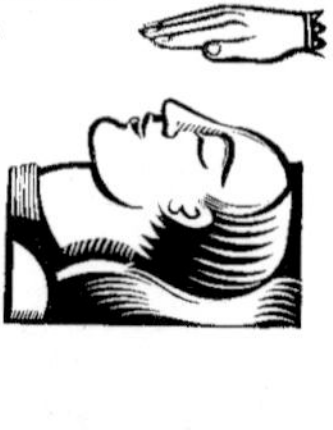